Fit und beweglich bleiben

Dr. med. Jürgen Weineck

Fit und beweglich bleiben

☐ Kräfte aktivieren durch gezieltes Training

☐ Krankheiten vorbeugen mit der richtigen Sportart

MIDENA

Der Autor:
Dr. med. Jürgen Weineck ist Sportmediziner an der Universität Erlangen-Nürnberg. Er beschäftigt sich vor allem mit Themen aus den Bereichen Prävention, Trainingslehre, Sportbiologie und Sportanatomie.

Die Deutsche Bibliothek – CIP-Einheitsaufnahme

Weineck, Jürgen:
Fit und beweglich bleiben : Kräfte aktivieren durch gezieltes Training ; Krankheiten vorbeugen mit der richtigen Sportart / Jürgen Weineck.
– Küttigen/Aarau : Midena, 1996
ISBN 3-310-00207-1

Midena Verlag, CH-5024 Küttigen/Aarau

Redaktion: Franz Leipold
Zeichnungen: Andreas Schaad, Fürth (Seite 15, 16, 17, 18, 19, 24, 51, 55, 58, 67, 70, 71, 78, 85, 94, 98, 99, 105, 119)
Klaus Dursch, Fürth (Seite 21, 22, 38, 45, 48, 54, 62, 65, 117, 122, 126)
Layout: Marion Kraus
Umschlaggestaltung: Steinkaemper/Lohmann, Igling
Umschlagfotos: Image Bank – G. + M. David de Lossy (Titelbild und Rückseite)
Mauritius und Hubatka (seitliche Abbildung)
Satz: satz-studio gmbh, Bäumenheim
Reproduktion: Mayr Reprotechnik GmbH, Donauwörth
Druck und Bindung: Westermann Druck, Zwickau

Printed in Germany

ISBN 3-310-00207-1

Inhalt

Vorwort

In Deutschland ist jeder 2. Einwohner Raucher, jeder 3. ist übergewichtig, jeder 4. hat erhöhte Blutfettwerte, jeder 6. leidet an einem arteriellen Bluthochdruck, jeder 20. ist gichtkrank und jeder 30. ist Diabetiker. Zusammengefaßt bedeutet dies, daß fast auf jeden Einwohner **ein** Risikofaktor für die Entstehung degenerativer Herz-Kreislauf-Erkrankungen kommt. Eine zusätzliche Bedrohung stellen viele Zivilisationskrankheiten dar, die als Osteoporose oder Arthrose den Bewegungsapparat betreffen oder über Depressionen und Schlafstörungen die Psyche beeinträchtigen und Störungen des Abwehrsystems hervorrufen.

Für all diese Krankheiten gibt es mehrere Ursachen: zum einen Über- und Fehlernährung, belastende Arbeits- und Lebensbedingungen sowie Zigaretten- und Alkoholmißbrauch. Zum anderen – und dies stellt das zentrale Thema dieses Buches dar – spielen fehlende körperliche Aktivitäten eine herausragende Rolle. Wer gar keinen oder zu wenig Sport treibt, wer sich nicht ausreichend bewegt, den wird mit großer Wahrscheinlichkeit eine der typischen Bewegungsmangelkrankheiten ereilen, von denen heute fast niemand mehr verschont bleibt.

Das Buch wendet sich an all diejenigen, die lebensbegleitend – und damit auch im mittleren und höheren Lebensalter – in eigener Verantwortung etwas für ihre Gesundheit tun wollen.

Es ist das besondere Anliegen des Buches, auf die hohe **Bedeutung von Bewegung und Sport in jedem Lebensalter** hinzuweisen. Wer sich körperlich fit hält, ist gegen unsere typischen »Wohlstandserkrankungen« besser gefeit und trägt viel zum Erhalt oder zur Wiederherstellung seiner Gesundheit bei. Gleichzeitig soll aber auch klargestellt werden, daß Bewegung und Sport nicht in jeder Form und in jedem Alter gleichermaßen gesundheitsfördernd sind. Im Gegenteil, vielfach führt die Wahl einer ungeeigneten Sportart oder die Art ihrer Durchführung oder ihre individuell nicht angepaßte Belastungsintensität zu mehr Schaden als Nutzen. Sport ist also nicht prinzipiell gesund und fitmachend, sondern nur in dem Maße, wie er betrieben wird.

Das Buch zeigt daher in kritischer Form auf, **welcher Sport für wen** geeignet ist und in welcher Form man ihn ausüben sollte. Bewegung und Sport sollten also nicht irgendwie, irgendwann und auf irgendeine Art betrieben werden, sondern gezielt, regelmäßig, belastungs- und altersadäquat, sowie – und das ist mit das Wichtigste – mit Freude und Überzeugung.

Des weiteren informiert das Buch darüber, was zu tun ist, wenn bereits bestimmte Risikofaktoren, Krankheiten oder Gesundheitsstörungen vorliegen. Es verdeutlicht, was jeder einzelne für seine Gesundheit und sein Wohlbefinden mit Hilfe von Bewegung und

Sport tun kann im Sinne von »Vorbeugen ist besser als Heilen«.

Das Buch zeigt aber auch die **Gefahren und Risiken** der verschiedenen Bewegungsaktivitäten und Sportarten auf. Der Leser kann somit eine eigenständige, seinen individuellen Bedürfnissen angepaßte Auswahl der am besten geeigneten sportlichen Betätigungen treffen, unter dem Motto: »Er weiß, was er tut und was ihm gut tut.«

Das Buch wendet sich dabei nicht nur an bereits bewegungsaktive oder sporttreibende Personen aller Altersstufen, sondern in ganz besonderem Maße an Menschen, die bislang noch nicht den »Sprung« zu einem bewegteren, sportorientierten Leben gefunden haben. Ihnen bietet es eine entsprechende Orientierungsgrundlage für einen derartigen Neubeginn.

Schließlich macht das Buch auch deutlich, welche **gesundheitspolitische Brisanz** in der Kostenexplosion des Gesundheitswesens steckt: Die 1995 für das Jahr 1993 ausgewiesenen Gesundheitskosten betragen etwa 440 Milliarden DM, wobei etwa 30 bis 40 Prozent auf Bewegungsmangelkrankheiten zurückzuführen sind. Nur wenn jeder einzelne selbst einen eigenen aktiven Gesundheitsbeitrag durch Bewegung und Sport leistet, ist in der Zukunft überhaupt noch eine Bezahlbarkeit gewährleistet. Vor allem den älteren Menschen kommt dabei eine besondere Rolle zu, da die Lebenserwartung immer größer und damit die Zeit für Krankheitskosten immer länger wird.

Erlangen, im Frühjahr 1996
Jürgen Weineck

Was man über Gesundheit,
Bewegung und Sport
wissen sollte!

Gesundheit und Sport

Bevor Sie mit der Lektüre dieses Buches oder einzelner Kapitel beginnen, sollten Sie sich die Zeit nehmen, einige kritische Gedanken zum Thema »Gesundheit und Sport« Revue passieren zu lassen. Nachher können Sie dann um so gezielter mit körperlicher Betätigung oder sportlichen Aktivitäten etwas für Ihre Gesundheit tun.

Was ist Gesundheit?

Wie die nachfolgenden Ansätze verdeutlichen, gibt es keine allgemein gültige Definition des Begriffes Gesundheit:

- ☐ **Gesundheit** als der Gegensatz zur Krankheit (»klassischer« Gesundheitsbegriff) mit dem Problem, daß die Übergänge zwischen Gesundheit und Krankheit fließend und unscharf sind.
- ☐ **Gesundheit** als Ideal (World Health Organisation): »Ein Zustand des umfassenden körperlichen, geistigen und sozialen Wohlbefindens und **nicht** lediglich ein Freisein von Krankheit und Schwäche.«
- ☐ **Gesundheit** als die auf einer Skala darstellbare Größe besserer oder schlechterer Funktionstüchtigkeit der Organsysteme, die in verschiedenen Tests erfaßt werden kann.
- ☐ **Gesundheit** als »Normalzustand«, wie er aufgrund statistischer Verfahren zu ermitteln ist.
- ☐ **Gesundheit** ist nicht alles, aber alles ist nichts ohne Gesundheit (*Schopenhauer*).

Neben diesen **statischen** Gesundheitsdefinitionen gibt es auch eine Vielzahl von Begriffsbestimmungen, die Gesundheit als einen **dynamischen** Zustand beschreiben. Diesen kann man nicht ohne weiteres für ein ganzes Leben als stabilen Besitz einfordern, sondern er unterliegt einer raschen Veränderung und ist durch eigenes Zutun stark beeinflußbar.

- ☐ **Gesundheit** ist ein provisorischer Zustand, der nichts Gutes verspricht (*Bamm*).
- ☐ **Gesundheit** ist kein Besitz, sondern eine stete seelisch-körperliche Aufgabe (*Reindell/Rosskamm*).
- ☐ **Gesundheit** ist eine individuell psychophysische Leistung in der Lebenswirklichkeit (*Francke*).
- ☐ **Gesundheit** ist nichts, was man sich passiv auf ein Krankenkassenrezept in der Apotheke besorgen kann, sondern etwas, was man sich aktiv erwerben und erhalten muß (*Rost*).

Wie die Begrifflichkeiten »individuell-psychophysisch«, »seelisch-körperlich«, »Zustand des umfassenden körperlichen, geistigen und sozialen Wohlbefindens« bereits andeuten, kann Gesundheit nicht nur als ein rein objektiver körperlicher Zustand mit intakter Funktion der Organe beschrieben werden. Gesundheit hat auch eine subjektive, individuelle, psychisch-geistige und soziale Dimension. Jeder weiß, daß z.B. bestimmte Streßfaktoren wie Lärm, Arbeitsdruck oder Einsamkeit individuell sehr unterschiedlich verarbeitet werden können. Was für den einen durchaus zu verkraften ist, stellt für den anderen eine chronische Überforderung dar: Es macht krank.

Was ist Sport?

Es kommt nicht von ungefähr, daß die Meinungen über die gesundheitliche Relevanz von Sport äußerst gegensätzlich sind. So pauschale Aussagen wie »Sport ist gesund!« oder »Treibe Sport und Du bleibst gesund«! auf der einen Seite und »Sport ist Mord« und »Treibe Sport oder bleibe gesund« auf der anderen Seite kann man nur deshalb treffen, weil unter dem Sportbegriff alles mögliche verstanden werden kann. Sowohl in der Umgangssprache als auch in der sportwissenschaftlichen Analyse gibt es **die** allgemeingültige Definition für den Sport nicht. Sport wird unter gänzlich unterschiedlichen Zielsetzungen betrieben.

Auf der einen Seite haben wir den von den Sportverbänden organisierten **leistungsorientierten Wettkampfsport**, der sich unterteilen läßt in

- ☐ Amateursport,
- ☐ Leistungssport,
- ☐ Spitzensport und
- ☐ Berufssport.

Auf der anderen Seite gibt es den unter vorwiegend gesundheitlichen Aspekten vollzogenen Ausgleichs-, Erholungs-, Fitneß- bzw. **Gesundheitssport**, der in verschiedenen Formen wie z.B. Breiten-, Freizeit- oder Lifetimesport organisiert sein kann.

Weiter unterscheidet man den Sport bestimmter Institutionen, wie z.B. Betriebs-, Hochschul- oder Militärsport, sowie den Sport typischer Personengruppen, wie z.B. Frauen-, Behinderten- oder Alterssport.

Es ist klar, daß eine derartige Vielfalt unter dem Gesundheitsaspekt nicht die gleiche Einschätzung erfahren kann. Man denke nur an den absoluten Spitzensport mit seiner oft zitierten Maxime »Siegen um jeden Preis«, der wenig Raum läßt für Gedanken, die sich mit einem sinnvollen und der Gesundheit dienenden Sporttreiben befassen. Im Gegenteil, der Spitzensport überschreitet oft die Grenzen der Belastbarkeit und führt eher zu einer gesundheitlichen Beeinträchtigung oder gar Schädigung im Sinne des oben zitierten »Sport ist Mord«.

Andererseits gibt es viele Sportarten, die einen hohen gesundheitlichen Wert besitzen. Hier sollen vor allem die mit Augenmaß betriebenen **Ausdauersportarten** genannt werden, die sich sehr gut zur Vorbeugung von Herz-Kreislauf-Erkrankungen eignen. Neben dem heute zu recht im Vordergrund stehenden Ausdauertraining kommen aber zunehmend auch die Beweglichkeits- und Kraftschulung sowie das Training der koordinativen Fähigkeiten zum Einsatz.

Die **Kraft- und Beweglichkeitsschulung** dient dabei vor allem der Vorbeugung von Haltungsschäden, Osteoporose und Rückenbeschwerden. Die **koordinative Schulung** zielt besonders auf eine erhöhte Geschicklichkeit und Gewandtheit im Alltagsleben ab und leistet damit einen wichtigen Beitrag für eine erhöhte Verkehrssicherheit. Sie erhält und fördert auch die individuelle Geh- und Lauffähigkeit und vermindert das Sturzrisiko.

Welche Beziehungen gibt es zwischen Gesundheit und Sport?

Prinzipiell gilt: Sport ist nicht an sich gesund, sondern immer nur so gesund, wie man ihn betreibt (*Rost*).

Jeder auch noch so gesunde Sport, kann – auf exzessive Art und Weise betrieben – in seiner gesundheitlichen Wirkung ins Gegenteil umschlagen und zu einer Gesundheitsschädigung führen.

Weiterhin gilt: So gesund Sport oder bestimmte Sportarten zu einem gegebenen Zeitpunkt im Leben des einzelnen auch sein mögen, so ungesund können sie unversehens werden.

Hierzu ein Beispiel: Die meisten Ballspiele erfreuen sich in der Jugendzeit sehr großer Beliebtheit. Sie schulen nicht nur die koordinativen Fähigkeiten und damit Geschicklichkeit und Gewandtheit der Kinder, sondern fördern darüber hinaus den Aufbau von Muskeln und Knochen. Auch die Ausdauerleistungsfähigkeit und die allgemeine Belastbarkeit werden durch Ballspiele erhöht.

Im mittleren und höheren Alter können die verschiedenen Ballsportarten aber aufgrund ihrer Dynamik eine Gefahr für Muskeln, Herz und Kreislauf darstellen, und zwar sowohl für den »Neubeginner« als auch für den »Lifetimespieler«, der die Sportart sein ganzes Leben lang betrieben hat. Allmählich sich entwickelnde degenerative Veränderungen im Bereich des Bewegungsapparates oder des Gefäßsystems können dazu führen, daß maximale Schnelligkeits-, Schnellkraft- oder Kraftleistungen nicht mehr vertragen werden – im Extremfall sind schwere Verletzungen bzw. gar tödliche Sportunfälle die Folge.

Ein weiteres Beispiel: Das Geräteturnen stellt eine herausragende Sportart zur allgemeinen Muskelkräftigung und Koordinationsschulung dar. Mit zunehmendem Lebensalter werden jedoch die hohen Blutdruckspitzen, die bei den verschiedenen Halte- und Kraftübungen an den unterschiedlichen Geräten auftreten, zu einer starken Gefahr für Herz und Kreislauf. Deshalb sollten Sie ab einem bestimmten Alter vom eigentlichen Geräteturnen mehr zu gymnastischen Übungen übergehen.

Jedes Alter hat seine Sportart(en). Die Altersstufe – und natürlich der jeweilige Gesundheitszustand – ist das Maß aller Dinge. Einstmals »gesunde« Sportarten können sich mit der Zeit zu »ungesunden« Sportarten entwickeln.

Sie sollten im Laufe des Lebens zu jedem Zeitpunkt die richtigen Sportarten betreiben, und zwar in der richtigen Art und Weise.

Es hat gar keinen Sinn, von Zeit zu Zeit außergewöhnlich viel »gesunden« Sport zu betreiben und dann wieder wochenlang wenig oder gar nichts zu tun. »Eine Schwalbe macht noch keinen Sommer« – Ähnliches gilt für das Sporttreiben: Wichtig ist die Kontinuität der sportlichen Betätigung, die, jeweils angepaßt an die individuelle Belastbarkeit, zu keinen Überlastungsschäden führen kann.

Beachten Sie: Kein Medikament, auch der Sport nicht, ist frei von Nebenwirkungen!

Beispiel: Das Ausdauertraining entfaltet seine gesundheitsstiftende Wirkung vor allem dann, wenn es lang und langsam erfolgt. Gerade diese erwünschten längeren Belastungszeiträume mit geringen oder mittleren Intensitäten können sich jedoch ungünstig auf einen vorgeschädigten Bewegungsapparat auswirken, z. B. eine bereits bestehende Arthrose in ihrer Entwicklung beschleunigen. Was also einerseits dem Herz-Kreislauf-System gut tut, geht andererseits zu Lasten der Gelenke.

Sport kann nur gesundheitswirksam werden, wenn er aktiv betrieben wird. Passives Sporttreiben mag das Herz des Fußball- oder Tennisfans zwar höher schlagen lassen, führt aber zu keinerlei Anpassungen im Bereich des Herz-Kreislauf-Systems oder des Bewegungsapparates.

Schließlich gilt: Sport – und sei er auch noch so gesund – ist kein Allheilmittel

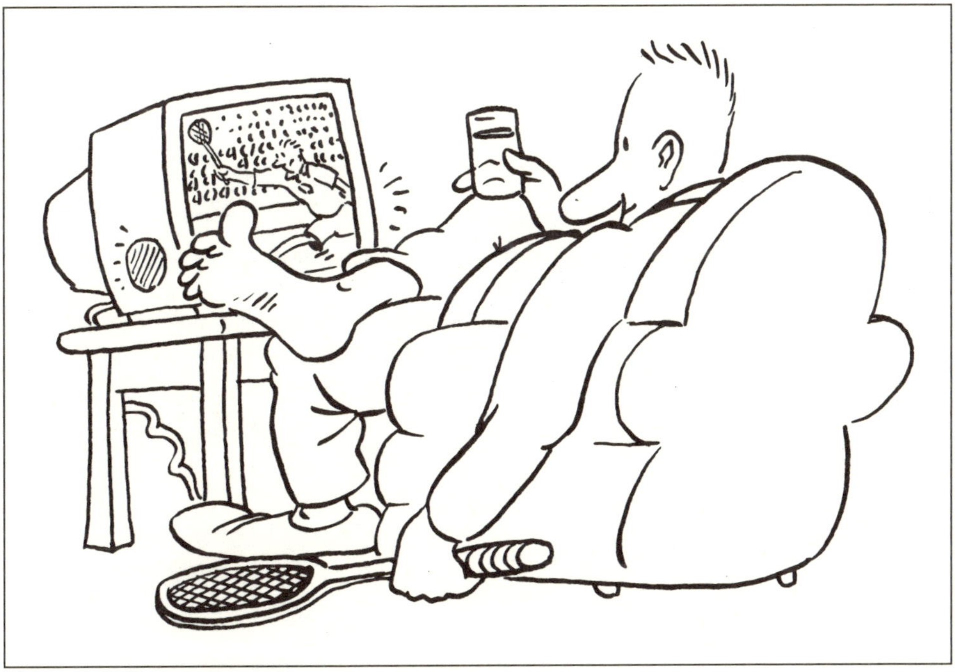

Passive Sportler tun fast nichts für ihre Gesundheit. Nur wer sich selbst bewegt, trainiert seinen Körper.

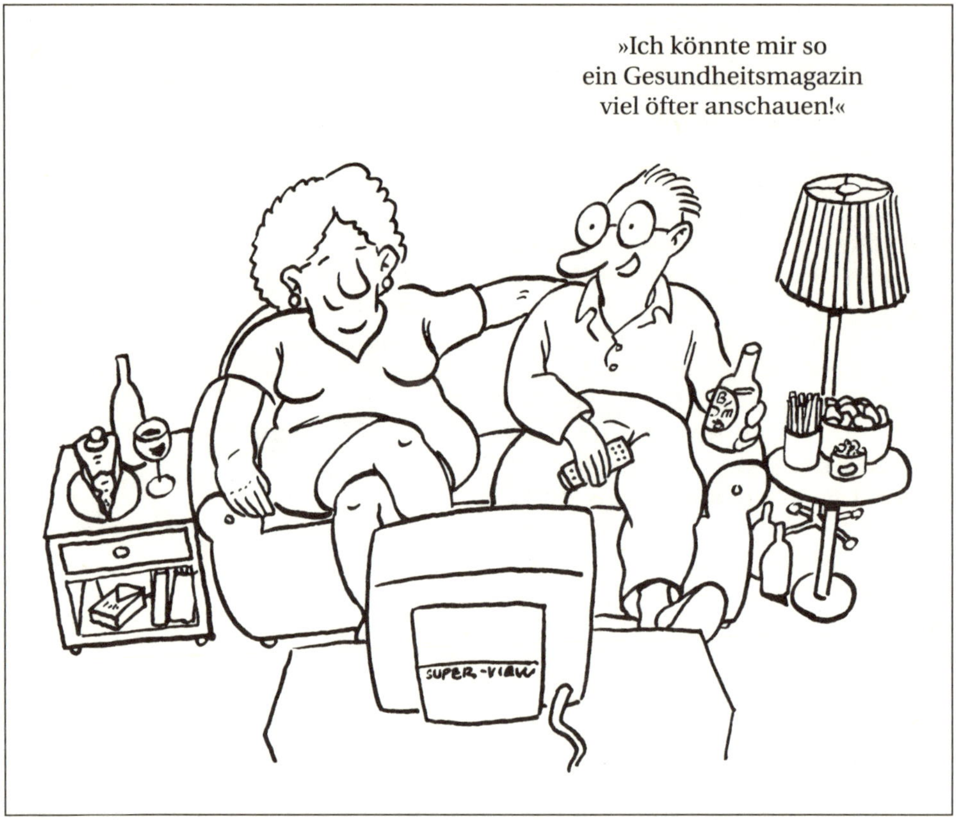
»Ich könnte mir so
ein Gesundheitsmagazin
viel öfter anschauen!«
SUPER-VIEW

und kann nicht all das kompensieren, was Sie sonst im Leben so alles falsch machen bezüglich Suchtgewohnheiten und Ernährung.

Das Gesundheits-Interesse an sich reicht allein nicht aus, um gesund zu bleiben oder wieder zu werden. Man muß auch etwas dafür tun!

Bewegungsmangel – Krankheitsursache Nr. 1

Was ist Bewegungsmangel?

Unter Bewegungsmangel versteht man, daß die Beanspruchung der Muskeln auf Dauer unterhalb einer bestimmten Reizschwelle liegt – die Muskeln sind unterfordert. Das Überschreiten dieser Schwelle ist zum Erhalt oder zur Steigerung der individuellen Leistungsfähigkeit notwendig. Diese **Reizschwelle** liegt für eine untrainierte Person im Kraftbereich bei circa 30 Prozent der individuellen Maximalkraft, im Herz-Kreislauf-Bereich bei circa 50 Prozent der maximalen Ausdauerleistungsfähigkeit.

Bewegungsmangel ist vor allem für die Industrienationen ein charakteristisches Phänomen. Über die ständig fortschreitende Technisierung der Umwelt kommt es zu einer immer weiter zunehmenden Bewegungsarmut. In der Geschichte des Menschen ist diese völlige Änderung des Bewegungsver-

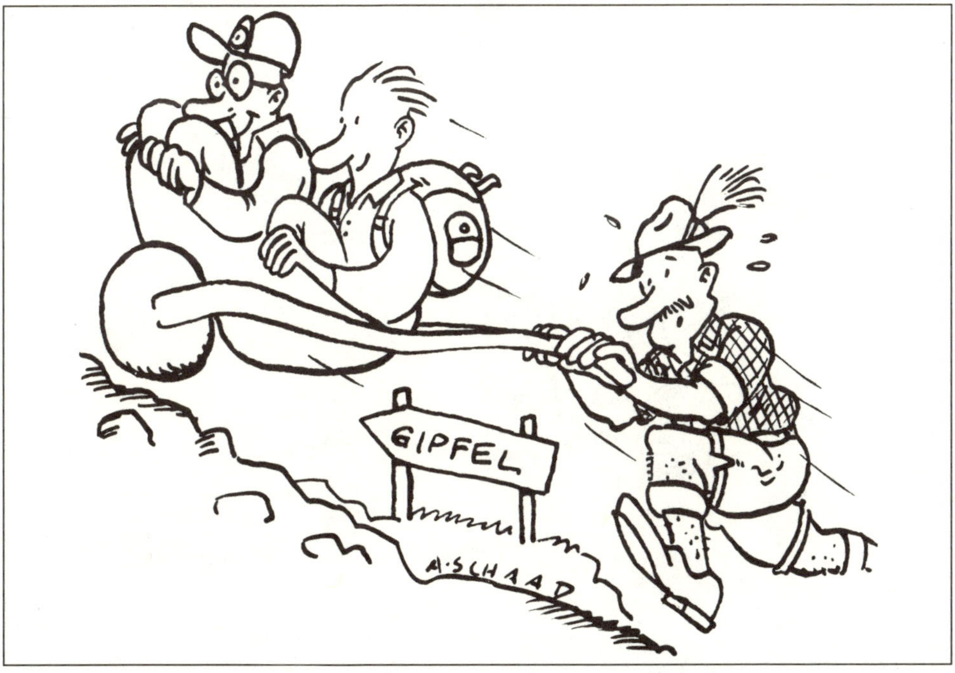

Die Aktivitäten des heutigen Wochenendausflüglers...

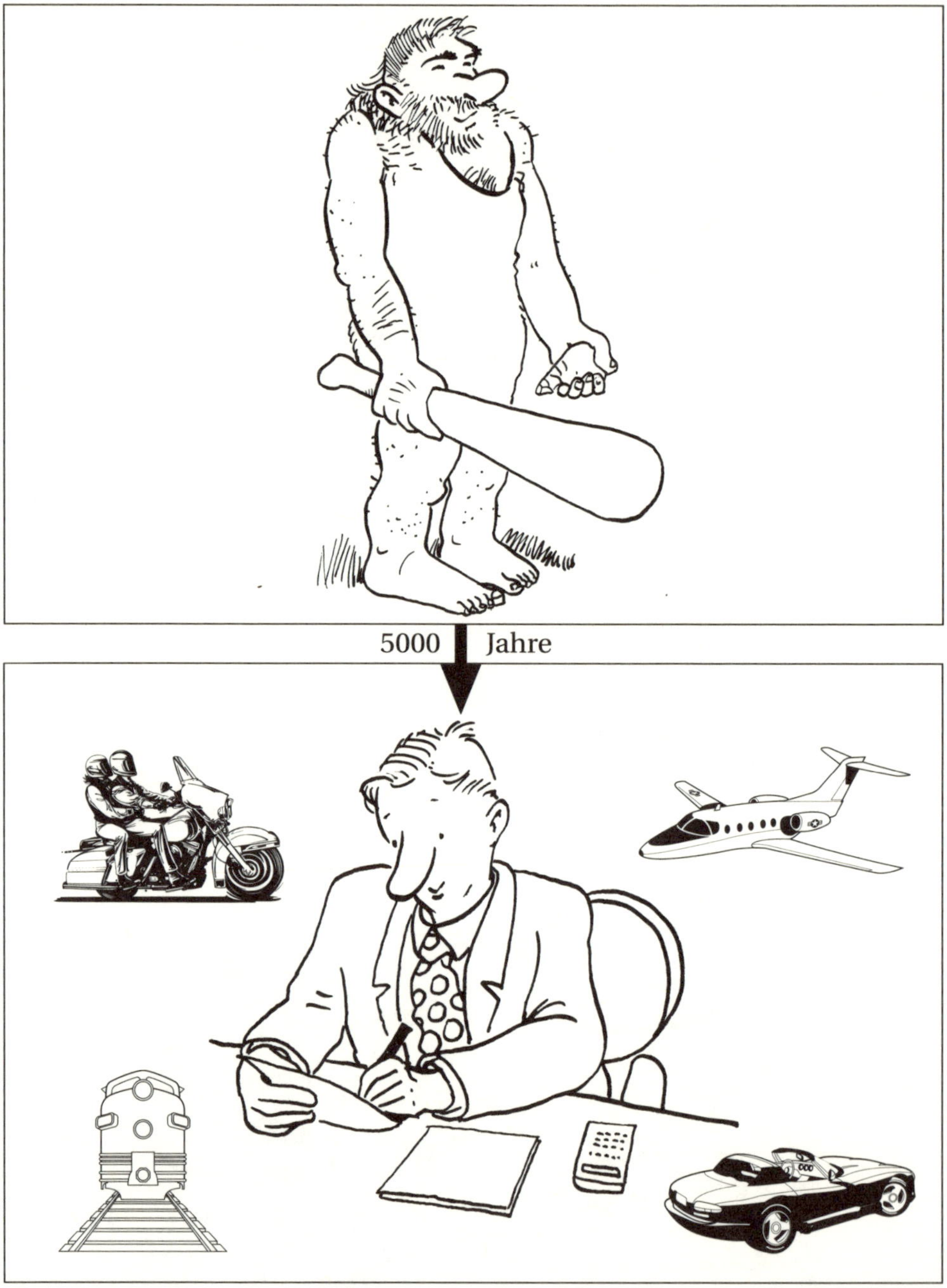

Vom Steinzeitmenschen bis zum Menschen unserer Zeit hat sich das Bewegungsverhalten enorm verändert.

haltens innerhalb kürzester Zeit einmalig.

Der Mensch, dessen gesamter Organismus auf Bewegung angelegt war und ist, verkommt zum chronischen Sitzer und überwiegenden »Kopfarbeiter«. Noch in der Steinzeit legte er als Jäger und Sammler etwa 40 km an täglicher Laufleistung zurück, heute ist er bei knapp 2 km angelangt.

Allein innerhalb des letzten Jahrhunderts sank die für die Arbeit durch Muskelkraft bereitgestellte Energie in dramatischer Weise: Vor 100 Jahren brachte die Muskelkraft fast 90 Prozent aller im Arbeitsprozeß benötigten Energie hervor, heute ist es gerade mal 1 Prozent.

Unsere moderne Welt hat den Menschen in eine völlig veränderte Umge-

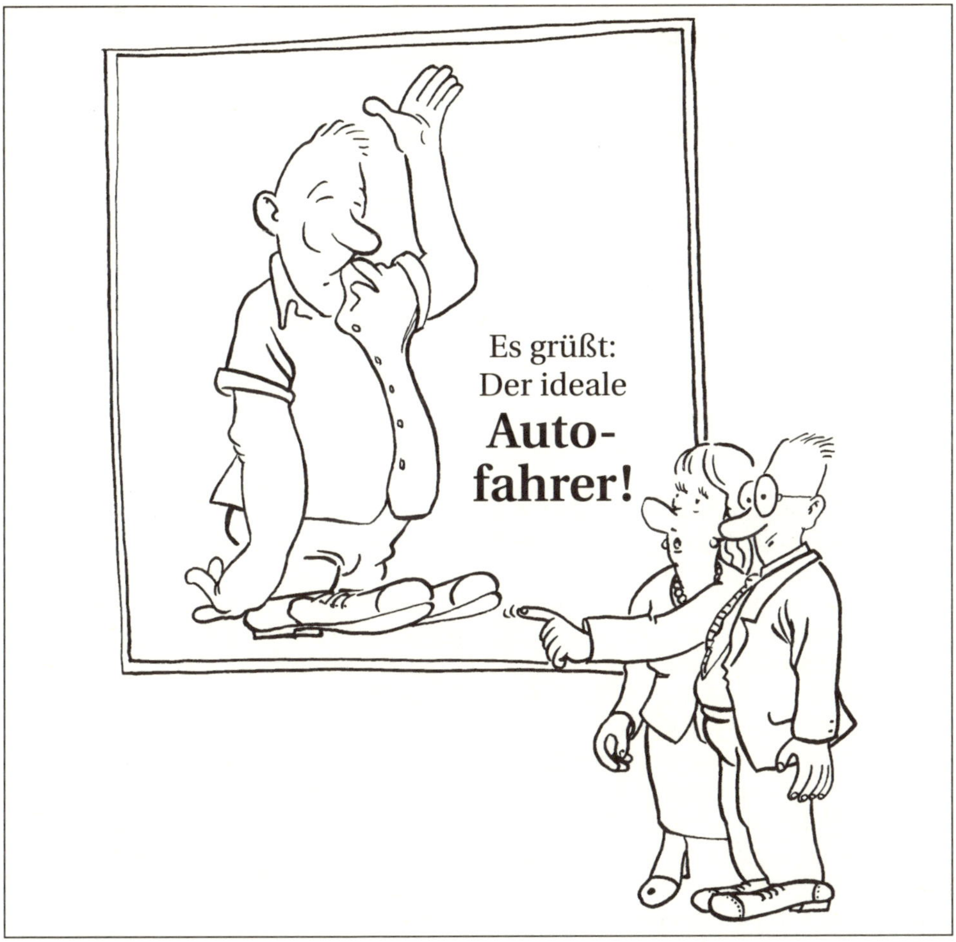

So sieht der ideale Autofahrer aus: die überflüssigen Beine sind auf das Nötigste reduziert.

bung gestellt. Die Erfindung immer neuer Arbeitshilfen nimmt ihm fast jede körperliche Arbeit ab. Der Mensch braucht nicht mehr zu laufen, da es Autos und Fahrstühle gibt. Er braucht kein Holz mehr zu hacken, denn die Zentralheizung wärmt sein Zimmer. Und selbst in der Freizeit dominieren zunehmend bewegungsarme Aktivitäten wie Fernsehen oder Computerspiele.

Da sich der Mensch im Lauf seiner Entwicklung an die Veränderungen seiner Umgebung in optimaler Weise angepaßt hat, ist zu befürchten, daß unsere heutige chronische Bewegungsarmut ebenfalls ihren Niederschlag findet. Dies könnte eine entsprechende Umorganisation unseres Bewegungsapparates, aber auch aller anderen Organsysteme zur Folge haben.

Welche gesundheitspolitische Bedeutung hat Bewegungsmangel?

Bewegungsmangel ist der Risikofaktor Nummer 1 für unsere Gesundheit. Seine Beseitigung liegt heute nicht nur im Interesse jedes einzelnen; sie ist gewissermaßen eine soziale Verpflichtung geworden. Die Kosten im Gesundheitswesen, die direkt oder indirekt durch Bewegungsmangel entstehen, haben die Grenzen des Bezahlbaren erreicht und sogar überschritten. Bereits vor mehr als 10 Jahren wurde von *Mellerowicz* festgestellt, daß Bewegungsmangelerkrankungen, besonders des Herz-Kreislauf-Systems, ungefähr 30 bis 40 Prozent aller Krankheitskosten ausmachen. Damals waren es mindestens 60 Milliarden DM (von den etwa 300 Milliarden DM Gesamtkosten), heute sind es mindestens 130 Milliarden DM (von den etwa 440 Milliarden aus dem Jahre 1993).

Der Anteil der Bewegungsmangelkrankheiten nimmt mit höherem Alter erheblich zu: liegt er bei 40- bis 49jährigen noch bei circa 17 Prozent, so macht er bei den über 70jährigen bereits zwischen 55 und knapp 62 Prozent aus!

Auch **aus volkswirtschaftlicher Sicht** scheint ein drastisches Umorientieren in Richtung »mehr Bewegung« dringend erforderlich.

> *Die Verbesserung der Gesundheit aufgrund erhöhter Bewegung manifestiert sich in einem niedrigen Krankenstand, der bei Sporttreibenden in etwa 50 Prozent des landesweiten Durchschnitts beträgt.*

Mit zunehmendem Alter und abnehmender Fitneß oder verschlechterter Gesundheit steigt nicht nur der Anteil derer, die bei elementaren Verrichtungen (Gehen, Toilette, Anziehen, Essen usw.) und bei der Bewältigung des Haushalts Unterstützung benötigen, sondern auch der Medikamentenverbrauch geht drastisch in die Höhe (siehe Abbildung).

Lebensbegleitende, dem Alter und den individuellen Bedürfnissen angepaßte körperliche Aktivitäten können hier eine wichtige vorbeugende Maßnahme darstellen; sie tragen damit entscheidend zu einer Kostensenkung im Gesundheitswesen bei.

Die Bedeutung ausreichender körperlicher Betätigung mag auch aus folgenden Zitaten deutlich werden:

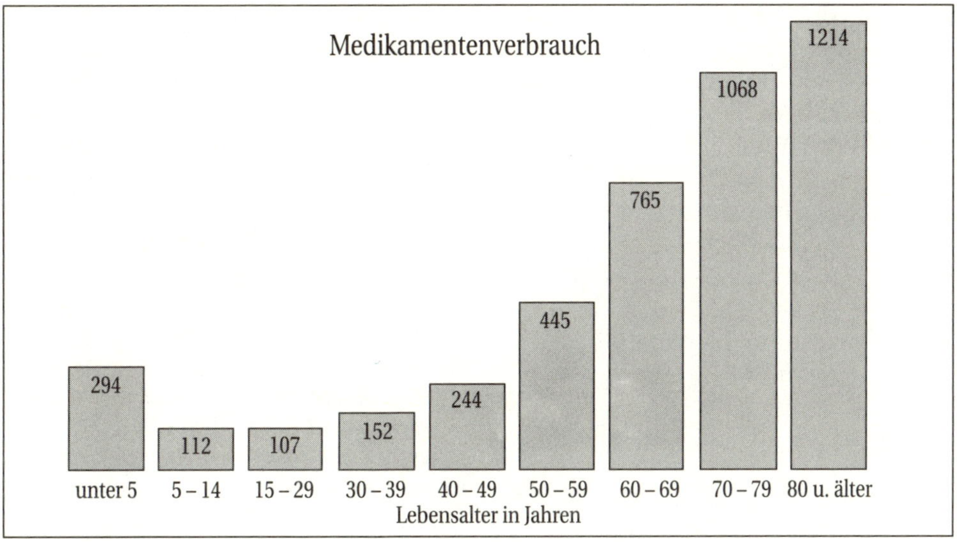

Mit zunehmendem Alter steigt der Medikamentenverbrauch drastisch an.

- »Wer demnach nichts tut, als nur älter zu werden, und glaubt, daß sich im Alter Wohlbefinden und Spaß ohne eigenes Zutun einstellen, der irrt sich gewaltig und darf sich nicht wundern, wenn dann mit zunehmendem Alter ein Tag so öde wie der andere ist und er dabei immer mehr verschimmelt. Mein guter Freund im Alter ist der Sport« (*Wischmann*).
- »Beim älteren und alten Menschen stellen Übung, Training und Sport die einzigen Möglichkeiten dar, um altersbedingten körperlichen Leistungseinbußen entgegenzuwirken« (*Hollmann*).
- »Es ist fragwürdig, ob das Absinken der körperlichen Leistungsfähigkeit im mittleren und höheren Lebensalter gesetzmäßig in einem Ausmaß erfolgen muß, wie es sich gegenwärtig bei der Mehrheit der Bevölkerung in einem industriell hochentwickelten Land darstellt« (*Israel*).
- »Durch ein geeignetes körperliches Training gelingt es, 20 Jahre lang 40 Jahre alt zu bleiben« (*Hollmann*).
- »Ältere Menschen bedürfen unter dem Aspekt der Gesundheitsstabilität angemessener Bewegungsaktivitäten noch dringlicher als jüngere Menschen« (*Israel*).
- »Als es mit dem Gehen nicht mehr ging, ging es bergab« (*Lehr*).
- »Menschen, die ›auf schwachen Füßen stehen‹, sind besonders stolpergefährdet. Zuverlässige Füße werden damit zu einem Faktor der Prävention von typischen Unfällen« (*Israel*).

Wie äußert sich Bewegungsmangel?

Körperliche Aktivität und sportliches Training haben einen entscheidenden Einfluß auf Form und Funktion des

Körpers, und zwar in größerem Ausmaß als das Alter. Wie die Abbildung zeigt, stehen organische Form und Funktion, d.h. Aktivität, in einer engen Wechselbeziehung.

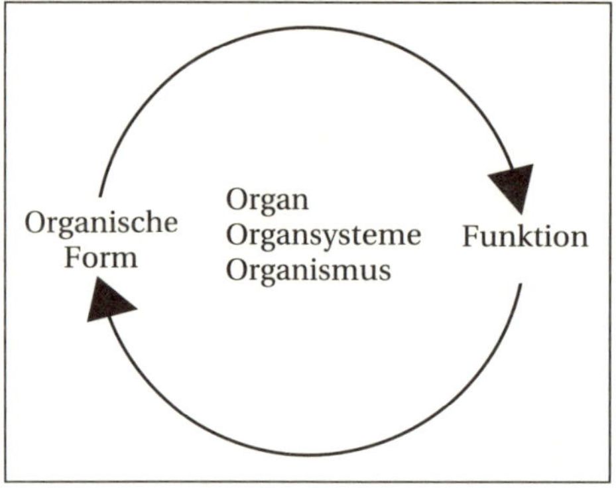

Wechselbeziehungen von organischer Form und Funktion.

Kommt es zu Funktions- oder Aktivitätsänderungen, dann passen sich der Organismus und die einzelnen Organe diesen Veränderungen an: mangelnde oder fehlende Belastungen und Trainingsreize lassen sie verkümmern. Dabei wirkt sich ein Belastungs- bzw. Funktionsverlust eines Organs stets gleichzeitig auf den gesamten Organismus aus.

Für die Entwicklung von bewegungsmangelbedingten Krankheiten – man spricht von sogenannten »Zivilisationskrankheiten« – ist in diesem Zusammenhang von besonderer Bedeutung, daß gleichzeitig mit dem Sinken der körperlichen Belastung die psychische Belastung größer wird – ausgelöst durch Ehrgeiz, berufliche und familiäre Spannungen und andere Streßfaktoren.

Durch diese ungünstige Verbindung von Bewegungsmangel und psychischem Streß wird das vegetative Nervensystem in besonderer Weise in Anspruch genommen. Es kommt zu hormonellen und biochemischen Veränderungen, die sich ungünstig auf die Gesundheit auswirken: Es entsteht eine ständige Abwehr- bzw. Kampfbereitschaft, die in unserer heutigen Zeit weder durch Flucht noch Kampf gelöst werden kann; die bereitgestellten Leistungs- und Streßhormone werden nicht benötigt und somit nicht abgebaut. Dies führt langfristig zu ungünstigen Gefäßveränderungen (sog. Arteriosklerose) und damit verbunden zum frühzeitigen Herzinfarkt und Schlaganfall.

Es ist demnach nicht zufällig, daß in den durch Bewegungsmangel, Streß und Überernährung charakterisierbaren Industrienationen die degenerativen Erkrankungen – und hier vor allem die des Herz-Kreislauf-Systems – dominieren. Während diese in den Entwick-

Krankheiten	Entwicklungsländer	Industrieländer
Infektionskrankheiten	39 %	6 %
Krebs	4 %	18 %
Herz- und Gefäßerkrankungen	4%	48 %

lungsländern der »Dritten Welt« eine untergeordnete Rolle im Krankheitsgeschehen und als Todesursache spielen, stellen sie für die »Erste Welt« ein kaum mehr beherrschbares Problem dar. Jeder zweite Bundesbürger stirbt daran!

Wie ein Blick auf die Schlagzeilen der sportmedizinischen Presse erkennen läßt, weist ein Mangel an Bewegung ein außergewöhnlich vielfältiges Wirkungsspektrum auf, das bereits in jungen Jahren seinen Anfang nimmt und entscheidend die mittleren und fortgeschrittenen Lebensjahre in Mitleidenschaft zieht.

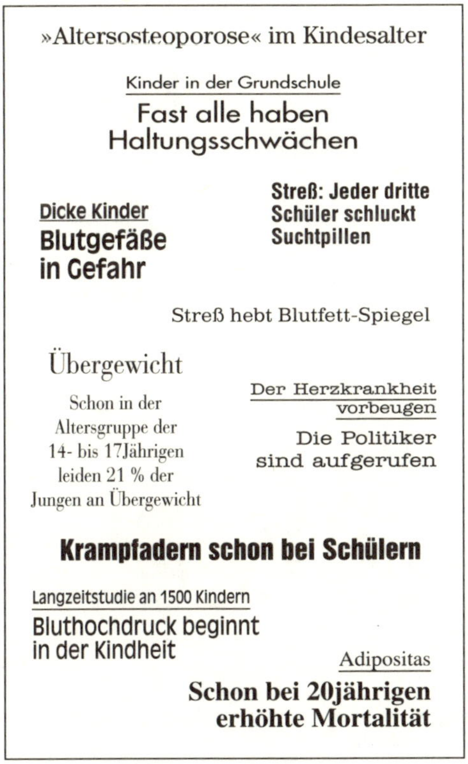
»Altersosteoporose« im Kindesalter

Kinder in der Grundschule
Fast alle haben Haltungsschwächen

Dicke Kinder
Blutgefäße in Gefahr

Streß: Jeder dritte Schüler schluckt Suchtpillen

Streß hebt Blutfett-Spiegel

Übergewicht
Schon in der Altersgruppe der 14- bis 17Jährigen leiden 21 % der Jungen an Übergewicht

Der Herzkrankheit vorbeugen
Die Politiker sind aufgerufen

Krampfadern schon bei Schülern

Langzeitstudie an 1500 Kindern
Bluthochdruck beginnt in der Kindheit

Adipositas
Schon bei 20jährigen erhöhte Mortalität

Bewegungsmangel in den Schlagzeilen der Presse.

Wie kann man Bewegungsmangelkrankheiten verhindern?

Wie bereits erwähnt, ist es der chronische Bewegungsmangel in unserem Alltagsleben, der zu den charakteristischen, den gesamten Menschen erfassenden, psychosomatischen **Zivilisationskrankheiten** führt.

Da die Entstehungsursache aus einer einzigen »Quelle«, nämlich fehlender Bewegung, gespeist wird, kann als geeignetes Gegenmittel nur **mehr Bewegung** empfohlen werden, sei es im Alltagsleben, im Beruf, in der Freizeit oder im Urlaub.

Hierbei ist zu beachten, daß sich Bewegungsmangelkrankheiten in vielfältiger Weise manifestieren können; sie betreffen auch ganz unterschiedliche Organe. Demnach kann eine einzelne körperliche Aktivität oder sportliche Belastung nicht alle Bewegungsdefizite beseitigen.

Es stellt sich daher die Frage, welche körperlichen und sportlichen Aktivitäten sich in besonderem Maße zur Vorbeugung der verschiedenen Bewegungsmangelkrankheiten eignen.

Bewegungsmangelkrankheiten beziehen sich vor allem auf folgende Bereiche:

- ☐ Herz-Kreislauf-System
- ☐ Aktiver und passiver Bewegungsapparat
- ☐ Stoffwechselsystem
- ☐ Hormonsystem
- ☐ Vegetatives Nervensystem
- ☐ Zentralnervensystem (koordinative Störungen)

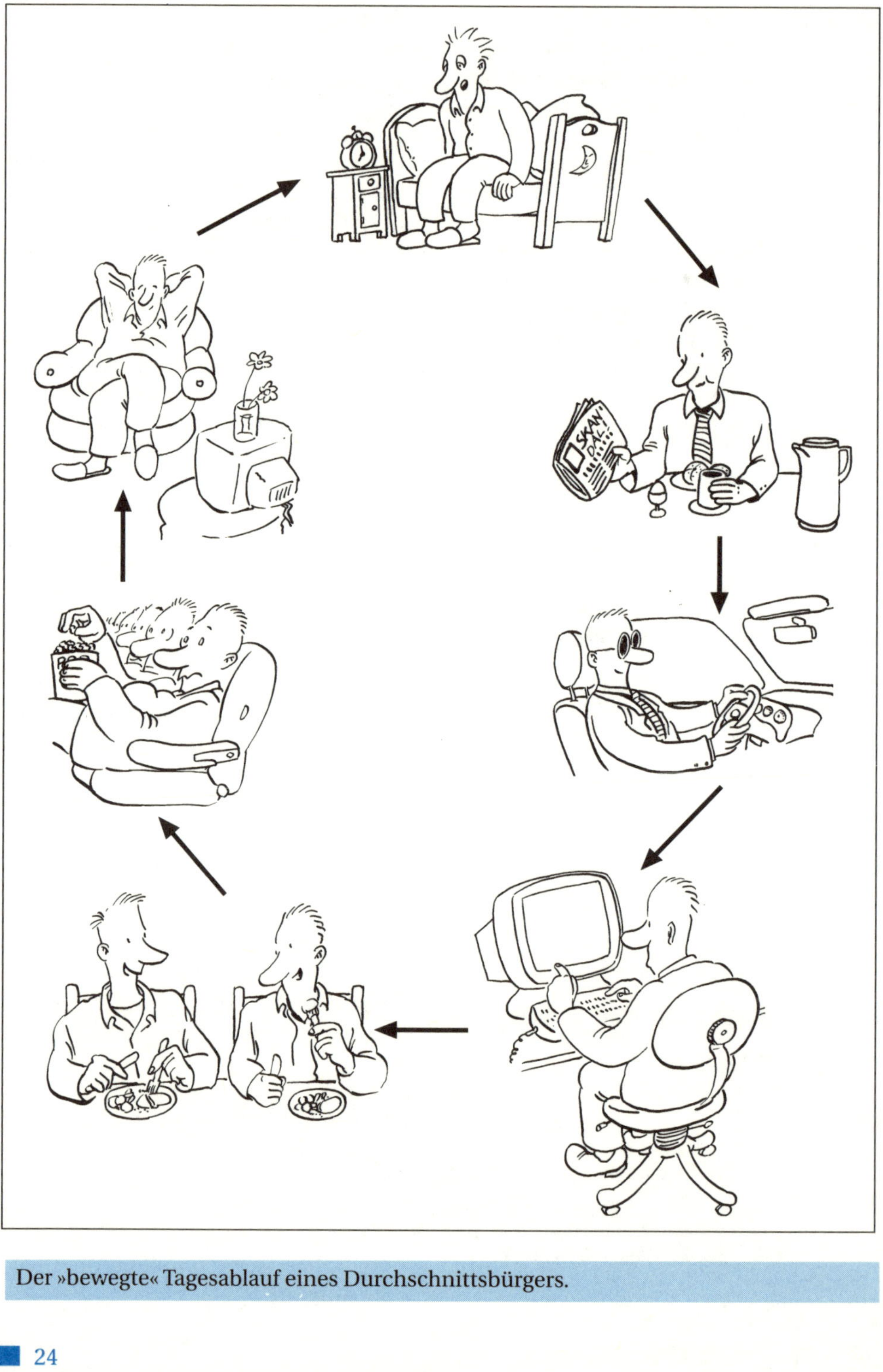

Der »bewegte« Tagesablauf eines Durchschnittsbürgers.

Entsprechend eignen sich folgende Aktivitäten zur Vorbeugung, Abschwächung oder Beseitigung von Bewegungsmangelkrankheiten:

1. Ausdauersportarten zur Bekämpfung der Erkrankungen des Herz-Kreislauf- (s. Seite 39), des Hormon- und des Stoffwechselsystems (s. Seite 73) sowie des Vegetativen Nervensystems (s. Seite 82).
2. Beweglichkeits- und kraftorientierte Sportarten zur Bekämpfung der Erkrankungen des Bewegungsapparates (s. Seite 90).
3. Gewandheits- und auch geschicklichkeitsorientierte Sportarten zur Vorbeugung koordinativer Schwächen oder Störungen (s. Seite 101).

Warum ist ärztliche Betreuung notwendig?

Angesichts der Häufigkeit von gesundheitlichen Einschränkungen der Leistungsfähigkeit stellt sich die Frage, ob ein bis ins hohe Alter betriebener Sport aus gesundheitlicher Sicht überhaupt vertretbar ist. Dabei sind gerade die zahlreichen Herz-Kreislauf-Erkrankungen und die Verschleißerscheinungen am Bewegungsapparat zu bedenken. Vom ärztlichen Standpunkt aus kann ein Training nur dann empfohlen werden, wenn kein oder nur ein geringes Risiko für den Sporttreibenden besteht.

Beim jüngeren Menschen – er kann zunächst prinzipiell als gesund und damit als sportfähig gelten – ist angemessenes sportliches Training sicherlich in jedem Fall zu befürworten, ohne daß aufwendige Vorsorgeuntersuchungen erforderlich sind. Beim älteren Menschen hingegen hat sich im Laufe des Lebens meist eine Reihe gesundheitlicher Defizite angesammelt, die in Ruhe oft keine wesentlichen Einschränkungen darstellen. Unter körperlicher Belastung können sie jedoch relevant werden, so daß eine **sportärztliche Untersuchung** vor der Aufnahme sportlicher Aktivitäten **notwendig** ist.

Im allgemeinen muß davon ausgegangen werden, daß bei etwa der Hälfte aller 50- bis 70jährigen Männer bereits Veränderungen am Herzen oder am Bewegungsapparat vorliegen, welche die Belastbarkeit deutlich einschränken.

Ältere und alte Menschen sollten sich nur dann intensiv sportlich betätigen, wenn die sportliche Kontinuität von Jugend an gewahrt worden ist oder wenn sie eingehend von einem Sportarzt untersucht wurden.

Im allgemeinen wird bei der Aufnahme bzw. Wiederaufnahme einer sportlichen Betätigung nach dem 40. Lebensjahr eine eingehende sportärztliche Vorsorgeuntersuchung gefordert. Nur sie kann gesundheitlich bedingte Einschränkungen der Belastbarkeit aufzeigen.

Die sportärztliche Vorsorgeuntersuchung darf sich aber keinesfalls auf den Ausschluß von Kontraindikationen beschränken. Sie muß – neben der Feststellung des gesundheitlichen Befindens – die aktuelle Leistungssituation ermitteln und eine darauf basierende Beratung beinhalten, die dem potentiellen Sportler seine persönlichen Belastungsmöglichkeiten und -grenzen aufzeigt.

Eine sportärztliche Überwachung und Kontrolle ist notwendig, um die Übungseffektivität zu verfolgen und körperlichen Überlastungen rechtzeitig vorzubeugen.

Trotz sorgfältiger ärztlicher Untersuchungen läßt sich beim älteren Menschen jedoch nie mit absoluter Sicherheit ausschließen, daß eine Erkrankung des Herzens oder der Herzkranzgefäße vorliegt. Somit besteht ständig die Gefahr, daß beim älteren Menschen mit einer bisher unerkannten Herzerkrankung die Leistungsgrenze des Herzens schon vor der Ermüdung der Skelettmuskulatur erreicht wird.

Auch aus diesem Grund ist eine regelmäßige sportärztliche Untersuchung notwendig. Die erste Wiederholungsuntersuchung sollte bereits nach einem Vierteljahr erfolgen, um den Anpassungsprozeß beurteilen zu können. Alle weiteren Untersuchungen können halbjährlich bzw. jährlich durchgeführt werden.

Der meist beeinträchtigte Gesundheitszustand älterer Menschen und die große individuelle Streubreite ihres Leistungsvermögens stellen an die medizinische Überwachung hohe Anforderungen. Der beratende Arzt muß in sehr differenzierter Form auf die Individualität des einzelnen Falles eingehen können. Eine wichtige Voraussetzung besteht darin, daß der Arzt das Belastungsspektrum der einzelnen Sportarten kennt und möglichst über eigene aktive Sporterfahrungen verfügt.

Anpassung des Trainings an das Alter

Wer seit seiner Jugend kontinuierlich Sport betrieben hat, kennt im allgemeinen seine persönliche Leistungsfähigkeit recht gut. Er weiß, was und wieviel er sich zumuten kann. Wird die sportliche Betätigung jedoch in jungen Jahren abgebrochen oder über mehrere Jahre unterbrochen, treten Veränderungen in der Belastbarkeit ein, die zu einer ausgeprägten Fehleinschätzung führen können. Um Fehlbelastungs- bzw. Überlastungsschäden bei der Aufnahme (Anfänger) bzw. Wiederaufnahme (Wiederbeginner) einer sportlichen Betätigung in der zweiten Lebenshälfte zu vermeiden, ist es wichtig, einige Grundsätze zu beachten:

- Das Training im Alter orientiert sich an den »normalen« Trainingsprinzipien. Die Trainingswirkungen sind auch im Alter von den Belastungskomponenten Reizintensität, Reizdichte, Reizdauer, Reizumfang und Trainingshäufigkeit abhängig.
- Bei der Aufnahme bzw. Wiederaufnahme einer sportlichen Betätigung ist die Belastungssteigerung zunächst stets über eine Umfangs- und erst später über eine Intensitätserhöhung zu betreiben. So kann die Belastung besser gesteuert werden; der Bewegungsapparat und der Kreislauf haben ausreichend Zeit für eine allmähliche Anpassung an die Belastungsreize.
- Die Intensität bei Ausdauerbelastungen – sie sollten aufgrund ihrer vorbeugenden Wirkung im Zentrum der sportlichen Betätigung älterer Menschen stehen – sollte zu Beginn etwa 50 Prozent, später etwa 70 bis 80 Prozent der maximalen Kreislaufleistungsfähigkeit betragen. Als Kontrollmöglichkeit für diesen theoretischen Wert ist die Pulsfrequenz heranzuziehen. Da mit zunehmendem Alter die maximal erreichbare Herzfrequenz abnimmt, gilt für den Sportanfänger in der zweiten Lebenshälfte die Faustregel:

Als Belastungsgrenze für die Trainingspulsfrequenz ist beim Anfänger bzw. Wiederbeginner 180 minus Lebensalter zu wählen.

Dieser Belastungshinweis ist nicht als starrer Übungsrahmen zu betrachten, sondern den individuellen Bewegungsgewohnheiten oder dem Gesundheitszustand anzupassen.

Mit einem dreimal pro Woche durchgeführten, 45 Minuten andauernden Ausdauertraining ist der größte gesundheitliche Effekt zu erzielen.

Der Anfänger sollte sich über intervallartige Belastungen – einige Minuten Traben, einige Minuten aktive Erholung (Gehen) – allmählich an dieses **Optimum** heranarbeiten. Ist ein über einen längeren Zeitraum kontinuierlich aufgebautes Leistungsniveau erreicht, dann kann es mit einem einmaligen Lauftraining von 45 Minuten Dauer weitgehend erhalten werden.

Allgemein gilt: Entsprechend den individuellen Voraussetzungen sollten Sie schrittweise vom Minimalprogramm (einmal pro Woche 45 Minuten) zum Optimalprogramm (dreimal pro Woche 45 Minuten) übergehen. Ist das Optimalprogramm längerfristig aus zeitlichen Gründen nicht möglich, so sollten Sie zumindest mit dem bereits erwähnten Erhaltungstraining die erreichte Leistungsfähigkeit stabilisieren.

Bei der **Kraftschulung** sollten nur Übungen zur Anwendung kommen, die ohne Preßatmung absolviert werden können. Klimmzüge, Liegestützen ohne entsprechende Zusatzhilfen u. ä. sind für den älteren Menschen ungeeignet. Der Aufbau der Muskulatur sollte bei älteren Personen über ein gymnastisches Programm erfolgen, wobei der Krafteinsatz so dosiert werden sollte, daß ein Drittel der jeweiligen Maximalkraft nicht überschritten wird.

Die **Beweglichkeitsschulung** sollte, wenn möglich, täglich erfolgen und 1 bis 3 Serien à 15 Wiederholungen beinhalten. Der Wirbelsäulen-, Schulter- und Hüftgelenksbeweglichkeit sollte dabei besondere Aufmerksamkeit geschenkt werden.

Die Verbesserung der **Beweglichkeit** und der **Koordination** erfolgt vorwiegend durch Übungen in Form von Schwung-, Dreh- und Pendelbewegungen (Kopf, Rumpf und Extremitäten) und durch verschiedene große und kleine Spiele (Faustball, Federball, Golf etc.). Wählen Sie von den Sportspielen besonders solche aus, bei denen Sie das Tempo selbst bestimmen können. Sportspiele sollten prinzipiell nur dann zur Anwendung kommen, wenn eine wettkampfbedingte Überanstrengung vermieden werden kann.

Dehnübungen sollen nur nach vorherigem, behutsamem Aufwärmen und Auflockern der Muskulatur durchgeführt werden, da beim älteren Menschen die verminderte Elastizität der Muskeln, Sehnen und Bänder berücksichtigt werden muß.

Bei einem optimal gestalteten Übungsprogramm sollten 60 Prozent des Trainings der Ausdauerschulung, 30 Prozent der Schulung von Beweglichkeit und Gewandtheit und 10 Prozent der Kraftausdauerschulung gewidmet werden (*Bringmann*).

Schnelligkeit und Maximalkraft sind für den Alterssportler bedeutungslose Leistungsfaktoren. Entwickeln Sie in erster Linie Ihre Ausdauerleistungsfähigkeit, verbessern Sie Ihre koordinativen Fähigkeiten und steigern Sie Ihre Beweglichkeit.

Beachten Sie: Da die Belastbarkeit des älteren Menschen mehr von seinem biologischen als von seinem kalendarischen Alter abhängt und die Leistungsfähigkeit im Alter individuell sehr unterschiedlich ist, können Empfehlungen für die sportliche Betätigung in den einzelnen Lebensabschnitten lediglich eine Orientierungshilfe sein.

Bewegung und Sport bei verschiedenen Erkrankungen und Beschwerden

Arteriosklerose – zentrale Größe für Herz-Kreislauf-Erkrankungen

Was versteht man unter Arteriosklerose?

Die Arteriosklerose wird im Volksmund auch Arterienverkalkung genannt. Sie entsteht durch einen allmählichen Umbau der inneren Arterienwandschicht. Blutfette – vor allem, wenn sie erhöht sind – und andere Blutbestandteile werden herdförmig in der Wand abgelagert. Es kommt zu fortschreitenden Wandschädigungen und zu einem zunehmenden Verschluß der Gefäße.

Dieser kontinuierliche Prozeß beginnt bei unserer heutigen bewegungsarmen, streßgeplagten und genußsüchtigen Lebensweise sowie überkalorigen Ernährung bereits im Kindes- und Jugendalter. Er verläuft schleichend, bis eine Komplikation des fortgeschrittenen Gefäßwandumbaus, wie z.B. ein Herzinfarkt, ein Schlaganfall oder ein Extremitätenarterienverschluß, erkennbare Symptome auslöst.

Jedes Jahr ereignen sich in der BRD etwa 270.000 Herzinfarkte (davon etwa jeder zweite tödlich) und 260.000 Schlaganfälle. Darüber hinaus kommt es durch periphere Verschlüsse von Extremitätenarterien zu etwa 30.000 bis 40.000 Amputationen pro Jahr, vor allem im Beinbereich.

Weitere Risikofaktoren für Herz-Kreislauf-Erkrankungen

Vergleicht man die Todesursachen in den Industrieländern mit denen der Entwicklungsländer, dann läßt sich ein

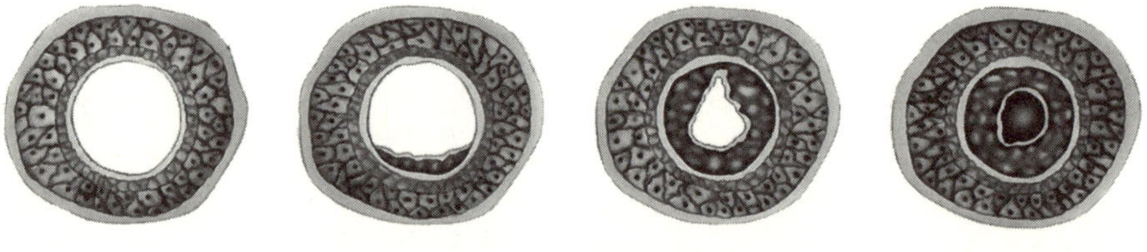

Gesunde Arterie.

Leichte Ablagerungen an der Gefäßwand.

Größere Verengung durch Einlagerung von Blutbestandteilen, LDL- Cholesterin und Kalk.

Vollständiger Verschluß des Gefäßes durch Blutgerinnsel.

Die Auswirkungen von Arteriosklerose auf die Gefäße.

bedeutsamer Unterschied erkennen: In den Industrieländern dominieren als Todesursache Nr. 1 die sogenannten degenerativen Herz-Kreislauf-Erkrankungen, in den Entwicklungsländern hingegen stehen weiterhin die Infektionskrankheiten – wie ehemals auch in den heutigen Industrienationen – im Vordergrund.

Daß Herz-Kreislauf-Erkrankungen etwa die Hälfte der jährlich rund 900.000 Todesfälle in der BRD ausmachen, ist zum einen auf die gesteigerte Lebenserwartung, zum anderen auf die veränderten Lebensbedingungen zurückzuführen.

Aufgrund der Fortschritte der Medizin (vor allem in der Beherrschung der Infektionskrankheiten mittels Impfung und Antibiotikatherapie) und der Verbesserung der Hygiene hat sich die Lebenserwartung allein von 1885 bis 1985 – also in nur 100 Jahren – verdoppelt: Bei Männern beträgt sie augenblicklich etwa 72 Jahre, bei Frauen etwa 77 Jahre. Die Zahl der älteren Menschen nimmt ständig zu. Etwa 16 Millionen Menschen der 80 Millionen Einwohner der BRD sind über 60 Jahre alt, bereits heute gibt es über 4000 Hundertjährige. Dadurch steigt natürlich auch die Wahrscheinlichkeit eines Auftretens degenerativer Herz-Kreislauf-Erkrankungen. Außerdem kann die erhöhte Lebensdauer über mehr oder weniger natürliche, altersbedingt fortschreitende Verschleißerscheinungen, vor allem im Gefäßbereich, zu degenerativen Veränderungen in verschiedenen Organsystemen führen.

Daneben kann ursächlich noch eine Reihe anderer Faktoren angeführt werden, die an der Entstehung von degenerativen Herz-Kreislauf-Erkrankungen beteiligt sind.

Man unterscheidet hierbei **exogene** Faktoren, wie z.B. veränderte Lebens-, Ernährungs- und Suchtgewohnheiten, und **endogene** Faktoren, wie z.B. hoher Blutdruck oder erhöhte Blutfettwerte. Aus medizinischer Sicht handelt es sich hier um sogenannte **Risikofaktoren**, die krankmachend auf den menschlichen Organismus einwirken. Vereinfacht ausgedrückt, könnte man die Risikofaktoren als die Folge menschlichen Fehlverhaltens bezeichnen.

Des weiteren unterscheidet man noch unbeeinflußbare Risikofaktoren, wie z.B. Alter, Geschlecht, Erbfaktoren u.a. von beeinflußbaren; letztere lassen sich unterteilen in primäre Risikofaktoren, von denen jeder für sich allein schwere Schäden bewirken kann, und sekundäre Risikofaktoren, die nur in Verbindung mit einem oder mehreren anderen Risikofaktoren krankmachend wirken.

Als **primäre Risikofaktoren** gelten:
- ☐ Hypertonie (Bluthochdruck).
- ☐ Hyperlipoproteinämien (erhöhte Blutfettwerte)
- ☐ Zigarettenrauchen
- ☐ Übergewicht
- ☐ Bewegungsmangel

Als **sekundäre Risikofaktoren** gelten:
- ☐ Diabetes mellitus (Zuckerkrankheit)
- ☐ Hyperurikämie (Gicht)
- ☐ psychosozialer Streß

Aus präventiver Sicht sind dabei vor allem die beeinflußbaren Risikofaktoren von Bedeutung, da der einzelne hier Möglichkeiten hat, etwas zu verändern.

Vorweg muß jedoch deutlich gemacht werden, daß körperliche Bewegung und Sport allein nicht in der Lage sind, alle Risikofaktoren erfolgreich zu bekämpfen. Eine Veränderung der Lebensweise und eine Umstellung der Ernährung, d.h. eine Orientierung auf ein gesundes Leben, sind zusätzlich erforderlich.

In der Folge sollen die wichtigsten primären und sekundären Risikofaktoren für die Entstehung von Herz-Kreislauf-Erkrankungen vorgestellt werden.

Beachten Sie

Risikofaktoren kommen selten allein, sondern meist in kombinierter Form vor. Je mehr Risikofaktoren gleichzeitig zusammentreffen, desto früher und auch schwerer treten degenerative Herz-Kreislauf-Erkrankungen auf. Die Wirkung mehrerer Risikofaktoren ist nicht additiv, sondern potenzierend. Das Auftreten von 3 Risikofaktoren verdreifacht ein Herzinfarktrisiko nicht, sondern verneunfacht es!

Bluthochdruck

Was versteht man unter Bluthochdruck?

Bluthochdruck (Hypertonie) gilt als einer der wichtigsten Risikofaktoren für die Entstehung der Arteriosklerose, gleichzeitig kann er aber auch eine mögliche Folgekrankheit einer anderweitig sich entwickelnden Arteriosklerose darstellen – so entsteht ein richtiger Teufelskreis.

Der Blutdruck wird definiert über die systolischen und diastolischen Blutdruckwerte. Vereinfacht handelt es sich um den »oberen« bzw. »unteren« Blutdruck zum Zeitpunkt der Herzpause. Nach Empfehlungen der WHO gelten Werte bis zu 140 mmHg systolisch und 90 mmHg diastolisch als normal. Werte zwischen 140 und 160 mmHg systolisch sowie 90 und 95 mmHg diastolisch liegen im Grenzbereich. Als hypertonisch bezeichnet man Blutdruckerhöhungen von über 160 mmHg systolisch und 95 mmHg diastolisch.

In der BRD leiden etwa 15 Prozent der Gesamtbevölkerung an Bluthochdruck.

Wie entsteht Bluthochdruck?

Die genauen Ursachen für die Entstehung von Bluthochdruck sind bis heute nicht eindeutig geklärt. Es scheinen jedoch mehrere Faktoren eine Rolle zu spielen. Innerhalb der Bluthochdruckkrankheit unterscheidet man zwei Arten, nämlich die primäre, essentielle und die sekundäre Hypertonie.

Die **primäre, essentielle** Hypertonie ist nicht aufgrund einer einzelnen Ursache entstanden. Sie stellt die weitaus häufigste Form dar und macht etwa 75 Prozent aller Hypertonieformen aus.

Die **sekundäre** Hypertonie hat als Ursache ein Organleiden, wie z.B. eine Erkrankung der Nieren, und macht nur etwa 25 Prozent der Hochdruckkrankheiten aus.

Folgende **Risikofaktoren** kommen für die Entwicklung einer primären Hypertonie in Betracht:

Genetische Veranlagung

Bei Menschen mit Erbfaktoren, die zu erhöhten Blutdruckwerten neigen, tritt die Hypertonie bereits im Kindesalter in Erscheinung. Aufgrund der besonderen Gefährdung dieser Personen ist eine frühzeitige Diagnose und rechtzeitige Therapie angezeigt. Zusätzliche Risikofaktoren sind strikt zu vermeiden. Unverzichtbar sind ferner der gezielte Einsatz vermehrter körperlicher Aktivität und eine medikamentöse Begleittherapie.

Erhöhter Kochsalzverbrauch

Kochsalz bindet im Körper Wasser. Deshalb erhöht sich bei zu hohem Salzanteil in der Nahrung zwangsläufig das Blutvolumen, als weitere Folge steigt der Blutdruck.

Bei der Ernährung ist demnach auf eine verringerte Kochsalzzufuhr zu achten. Statt der in der BRD üblichen 12 bis 15 Gramm Kochsalz sollten täglich nicht mehr als 5 Gramm aufgenommen werden. Auf hochgradig gesalzene Speisen (gepökeltes Fleisch, Salzheringe, verschiedene Wurstsorten etc.) sollte man demnach verzichten, ebenso auf das Nachwürzen der Speisen mit Salz.

Zigarettenrauchen

Zigarettenrauchen hat auf den Blutdruck eine unmittelbare und eine längerfristige Wirkung.

Unmittelbare Wirkung: Das in die Blutbahn aufgenommene Nikotin erhöht über die Freisetzung sogenannter Streß- oder Leistungshormone (Adrenalin, Noradrenalin) die Herzfrequenz. Das Rauchen einer einzigen Zigarette kann die Herzfrequenz je nach individueller Reaktion vorübergehend um 10 bis 20 Schläge steigern. Durch das erhöhte Auswurfvolumen des Herzens kommt es zu einem Blutdruckanstieg, der noch dadurch verstärkt wird, daß Nikotin gleichzeitig die Gefäße verengt. Das kann bis zur Auslösung von Gefäßspasmen (krampfartiges Zusammenziehen der Gefäße) führen. Bei bereits arteriosklerotisch vorgeschädigten Herzkranzarterien kann das Rauchen einer einzigen Zigarette einen Herzinfarkt verursachen.

Langzeitwirkung: Wer über einen längeren Zeitraum Zigaretten raucht, schädigt damit – unter anderem über das im Rauch befindliche Kohlenmonoxid (CO) – die Innenwände seiner Gefäße, was einer fortschreitenden Arteriosklerose den Weg bereitet. Der durch den Bluthochdruck gefäßschädigende Effekt wird demnach durch das Rauchen noch verstärkt und beschleunigt. Aus diesem Grunde sollten Sie bei bestehender Hypertonie umgehend das Rauchen einstellen.

Streß

Gemeint ist hier nicht pauschal jede Art von Streß, denn jedermann weiß, daß es neben dem ungünstig wirkenden »Disstreß« auch einen positiven belebenden »Eustreß« gibt. Gemeint ist hier auch nicht ausschließlich der durch zuviel Arbeit hervorgerufene Überlastungsstreß, dem sicher viele von Zeit zu Zeit ausgesetzt sind, sondern als Risikofaktoren kommen alle möglichen Formen von Disstreß in Frage. Darunter fällt Streß, der durch den Verlust des Partners oder durch Einsamkeit und soziale Isolation entsteht, als auch Streß, der durch Arbeitslosigkeit, »unvorbereitetes« Eintreten in das Rentenalter u.a. hervorgerufen wird.

Andauernder psychosozialer Disstreß – egal welcher Ursache – führt ähnlich wie Rauchen und Bluthochdruck zu einer ständig erhöhten Ausschüttung von Streßhormonen, was wiederum Einfluß auf den gesamten Stoffwechsel hat. Hierbei kommt es unmittelbar zu dem gerade beschriebenen Effekt, daß die Gefäße verengt werden. Langfristig kann sich aber auch über den Einfluß auf den Fettstoffwechsel eine Arteriosklerose entwickeln. Dabei spielt vor allem der Anstieg des »schlechten« gefäßschädigenden Cholesterins (LDL) eine wichtige Rolle (s. Seite 44 ff.).

Übergewicht

Da an anderer Stelle (s. Seite 53 ff.) ausführlich über die vielfältigen Auswirkungen von Übergewicht berichtet wird, sollen hier nur die unmittelbar den Blutdruck betreffenden Effekte dargestellt werden.

Jedes Kilogramm Körpergewicht mehr bedeutet für das Herz eine zusätzliche Belastung. Je schwerer eine Person ist, desto mehr Druckarbeit muß das Herz leisten, um auch den »letzten Winkel« ausreichend mit Blut, d.h. mit Sauerstoff und Nährstoffen, zu versorgen. Jede Art der Gewichtsabnahme führt umgekehrt zu einer Herzentlastung, da der periphere Widerstand im Kreislauf abnimmt.

Deshalb:

- ☐ Essen Sie angemessen und Ihrem Bedarf entsprechend!
- ☐ Meiden Sie zu fette und kalorienreiche Speisen!
- ☐ Achten Sie auf eine individuell angepaßte Ausgewogenheit zwischen aufgenommener Nahrung und tatsächlichem Bedarf!

Als Faustregel gilt: Pro kg Körpergewicht mehr steigt der Blutdruck systolisch um 3 mmHg und diastolisch um 2 mmHg. Das bedeutet: Eine Gewichtsabnahme von 10 kg würde den erhöhten Blutdruck um 30 mmHg systolisch und 20 mmHg diastolisch senken, und dies ohne jedes Medikament oder sonstige ärztliche Inanspruchnahme

Alkoholmißbrauch

Alkohol kann, in größeren Mengen und auf längere Zeit eingenommen, negative Auswirkungen auf den Blutdruck entwickeln. Ursächlich wird die blutdrucksteigernde Wirkung des Alkohols auf einen Anstieg der Herzfrequenz und damit auf eine Erhöhung der vom Herzen pro Minute ausgeworfenen Blutmenge zurückgeführt. Die Blutdrucksteigerung läßt sich dabei durch die alkoholbedingte vermehrte Ausschüttung der bereits erwähnten Streßhormone (Adrenalin, Noradrenalin) erklären.

Aus diesem Grunde sollte ein täglicher Alkoholkonsum von 20 bis 30 Gramm, entsprechend einem halben Liter Bier oder einem Viertel Wein, nicht überschritten werden.

Beispiel: Ein Liter normaler Qualitätswein hat etwa einen Alkoholgehalt von 10 Prozent. Das bedeutet, daß sich in dieser Flasche 100 Gramm Alkohol befinden, also mehr als gewünscht!

Auf eine deutliche Reduzierung des Alkoholverbrauchs sollte auch noch aus einem anderen Grund geachtet werden: Alkohol wirkt nicht nur direkt blutdrucksteigernd, sondern trägt über die zugeführten Kalorien – 1 Gramm Alkohol beinhaltet 7,3 kcal – zur Gewichtszunahme bei; er verursacht damit indirekt eine weitere Blutdrucksteigerung.

Wie äußert sich Bluthochdruck?

Menschen mit Bluthochdruck fühlen sich zunächst durchaus wohl und gesund. Aus diesem Grunde wird ein Bluthochdruck oftmals erst rein zufällig im Rahmen einer hausärztlichen Routineuntersuchung festgestellt.

Treten bei länger an Hypertonie leidenden Personen schließlich Beschwerden auf, dann handelt es sich meist um Kopfschmerzen, innere Unruhe oder Ohrensausen. Charakteristisch sind auch Schwindelgefühle und roter Kopf. Bleibt ein erhöhter Bluthochdruck über einen längeren Zeit-

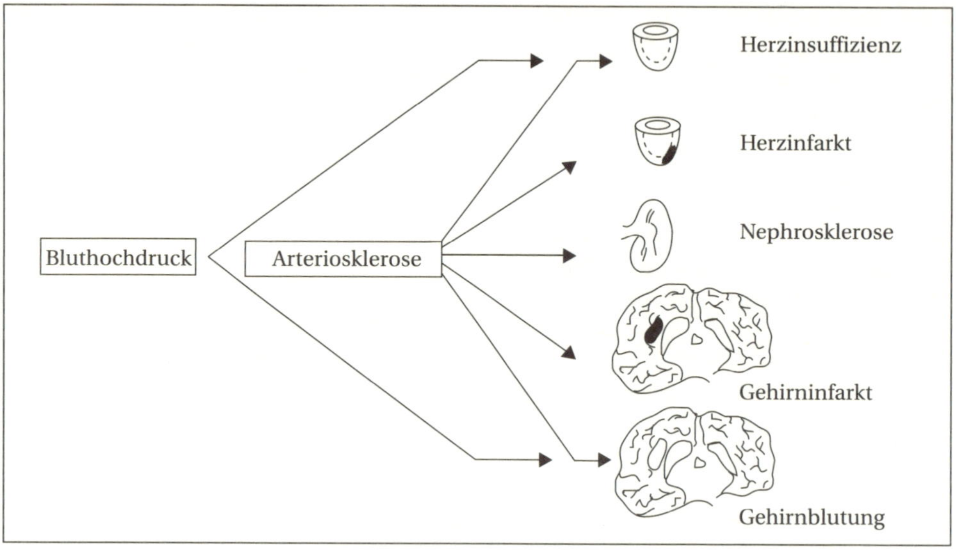

Komplikationen und Folgeerkrankungen, die Bluthochdruck und Arteriosklerose nach sich ziehen können.

raum unerkannt, so kann es durch entsprechende Folgeschäden auch zu Herzbeschwerden, Atemnot, Sehstörungen oder Schmerzen beim Gehen in den Beinen kommen.

Als schwerwiegendste Folgen gelten Herzkrankheiten wie Angina pectoris (Herzstechen), Herzinfarkt, plötzlicher Herztod und Herzinsuffizienz. Darüber hinaus kann Bluthochdruck zu einem Schlaganfall (Apoplex) führen.

Während sich Durchblutungsstörungen des Herzens häufig durch das sogenannte »Herzstechen« (Angina pectoris) kundtun, kommt es im Gehirn durch vorübergehende Durchblutungsstörungen, wie sie für einen Schlaganfall charakteristisch sind, zu kurzzeitigen Lähmungen, zur Entwicklung eines Schwächegefühls in Arm oder Bein oder zu vorübergehenden Sprachstörungen.

Bei einem leichten Schlaganfall erhält das Gehirn für eine kurze Zeit nicht genügend Sauerstoff. Diese Mangelversorgung kann von wenigen Minuten bis zu einer halben Stunde dauern und zum Absterben von Gehirnzellen bzw. kleinen Gehirnanteilen führen. Eine mehr oder weniger ausgeprägte Persönlichkeitsänderung ist häufig als Begleiterscheinung des Schlaganfalls zu beobachten.

Ein schwerer Schlaganfall verursacht oft Halbseitenlähmung und ausgeprägte Sprachstörungen; in etwa der Hälfte der Fälle endet er tödlich.

Allgemein gilt

Das Risiko, eine Herz-Kreislauf-Erkrankung zu erleiden oder daran zu sterben, steigt linear mit dem Blutdruck.

Geeignete Sportarten zur Vorbeugung von Bluthochdruck

Bluthochdruck können Sie wirksam vorbeugen. Zum einen, indem Sie die vorher dargestellten Risikofaktoren konsequent einschränken oder besser ganz vermeiden, zum andern durch Erhöhung Ihrer sportlichen Aktivitäten und damit Ihrer körperlichen Fitneß.

Als besonders geeignete Bewegungsaktivitäten gelten alle dynamischen, zyklisch sich immer wiederholenden Sportarten. Sie können diese ohne sonderlichen psychischen Streß oder übermäßig blutdrucktreibende Belastungsspitzen über einen längeren Zeitraum durchführen. Dies ist vor allem bei den Ausdauersportarten der Fall.

Spazierengehen, Walking, Wandern, Bergwandern

Diese Sportarten sind in erster Linie entspannend, haben aber auch einen hohen aufbauenden Trainingseffekt. Dies ist vor allem für Menschen von Bedeutung, die über längere Zeit keinen Sport mehr betrieben haben und deren körperliche Leistungsfähigkeit nicht mehr allzuhoch ist. Bei so manchem hat sich das Verhältnis von Körpermasse und bewegender Muskulatur mit zunehmendem Alter und nachlassender körperlicher Aktivität beträchtlich verschlechtert. Erst wenn mittels Spazierengehen, Walking (der sportlichen Variante des Spazierengehens) und regelmäßigem Wandern – in individuell angepaßter Intensität und entsprechendem Umfang – die Geh-, Lauf- und Steigfähigkeit durch ein besser trainiertes Muskelkorsett wieder auf ein ausreichendes Niveau angehoben wurde, sollten Sie intensivere Sportarten ins Auge fassen.

Ein weiterer Vorteil dieser Gehsportarten: sie belasten die Gelenke nur gering. So ist z.B. die Belastung des Hüftgelenks beim Gehen aufgrund der fehlenden »Flugphase« um zwei Drittel reduziert, was all jenen zugute kommt, deren Gelenke schon die ersten Beschwerden hervorgerufen haben.

Beachten Sie

Die Geh- und Wanderstrecken sollten der individuellen Belastbarkeit angepaßt werden. Über Intervallgehen und Wandern mit vielen Pausen gelangen Sie allmählich zu einer längeren Gesamtstrecke. Letztendlich wären Zeiträume, die über eine halbe Stunde hinausgehen – und bei entsprechenden Halbtages- oder Ganztageswanderungen bis zu Stunden dauern könnten –, bewegungstherapeutisch besonders günstig.

Tanzen

Beim Tanzen eignen sich nur diejenigen Tänze, die weder eine zu hohe Dynamik bzw. ein zu hohes Tempo (wie beim Quick-Step) noch zu viele Drehungen (wie beim Wiener Walzer) oder statische Halteleistungen (wie beim Rock 'n' Roll) beinhalten. Dies sind vor allem die meisten Formen des Gesellschaftstanzes mit ruhigem und entspannendem Rhythmus.

Trimmtrab (Jogging), Langstreckenlauf

Ist die allgemeine Kondition durch regelmäßige Spaziergänge und Wanderungen ausreichend erhöht, dann können auch Sportarten wie Jogging und der Langstreckenlauf hinzugenommen werden. Trotz der nun höheren Belastungsintensität kommt es bei diesen sportlichen Aktivitäten im allgemeinen zu keinen sonderlichen Blutdruckanstiegen. Bei einem gesunden 30jährigen steigt z. B. während eines Langstreckenlaufes trotz einer Herzfrequenz von 190 Schlägen pro Minute der Blutdruck nur knapp über 150 mmHg an. Bei untrainierten Hochdruckkranken kommt es zwar anfangs zu etwas höheren Anstiegen, aber langfristig läßt sich sowohl der systolische als auch der diastolische Blutdruck senken.

Beachten Sie

Längere Ausdauerbelastungen sind besonders in einem Herzfrequenzbereich von etwa 120 bis 140 Schlägen pro Minute (bei älteren Personen auch weniger) günstig, da hier das Herz vor allem ökonomische Volumenarbeit und nicht energetisch aufwendige und belastende Druckarbeit leistet.

Zwei goldene Laufregeln:

1. Wählen Sie Ihre Laufgeschwindigkeit so, daß Sie sich nebenbei mühelos unterhalten können.
2. Achten Sie immer darauf, daß Sie sich subjektiv wohl und nicht überlastet oder gar gestreßt fühlen.

Skilanglauf, Eisschnellauf

Diese beiden Wintersportarten eignen sich hervorragend, um Bluthochdruck vorzubeugen. In beiden Sportarten werden wie beim Laufen große Muskelgruppen eingesetzt – beim Skilanglauf kommt noch ein besonders aktiver Einsatz der Arm- und Schultermuskulatur hinzu –, was sich besonders günstig auf alle Herz-Kreislauf-Regulationsmechanismen auswirkt. Auch die psychisch entspannende Wirkung einer überwältigenden Winterlandschaft ist nicht zu unterschätzen. Ein besonderer Vorteil dieser Gleitsportarten liegt darin, daß sie die Gelenke nicht sonderlich belasten.

Allerdings haben diese beiden Sportarten auch einen Nachteil: die erforderliche Ausrüstung ist nicht ganz billig, und es ist ein Minimum an technischem Können notwendig. Vor allem der Eis»schnell«lauf erfordert schon gewisse Kenntnisse. Um mögliche Sturzverletzungen zu vermeiden, sollte er nur von Personen ausgeübt werden, die mit dieser Sportart von Kindesbeinen an vertraut sind.

Radfahren

Radfahren wird allgemein als ideale Sportart für das Alter dargestellt. Man kann es gut dosieren, und die Gelenke sind nicht zusätzlich mit dem eigenen Körpergewicht belastet. Wichtig ist jedoch, daß Sie blutdrucksteigernde Schnelligkeits- bzw. Kraftausdauerleistungen durch Antritte oder Bergauffahren vermeiden. Am günstigsten ist das Fahren in der Ebene mit einer Übersetzung, die eine Tretfrequenz von etwa 80 bis 100 Umdrehungen pro Minute ermöglicht. Achten Sie auf einen geringen Krafteinsatz. So sollte z.B. bei einem 28-Zoll-Fahrrad das Kettenblatt vorne mit 42 Zähnen, der Zahnkranz hinten mit 19 Zähnen (= Übersetzung 42/19) gefahren werden.

Ein nicht zu unterschätzender Vorteil des Radfahrens besteht unter anderem auch darin, daß diese Sportart ganzjährig und wetterunabhängig im Freien (normales Fahrrad) oder in der Wohnung (Hometrainer) durchgeführt werden kann.

> *Optimaler Trainingsumfang: 1/2 bis 1 Stunde, aber auch 15 bis 20 Minuten sind trainingswirksam.*
>
> *Optimale Trainingshäufigkeit: täglich; aber auch 2- bis 3mal pro Woche genügen. Das Training sollte ganzjährig durchgeführt werden.*

Rudern

In der BRD gibt es inzwischen mehr als 80.000 Freizeit- und Breitensportruderer, davon ist mehr als ein Drittel über 50 Jahre alt. Das Rudern schult in idealer Weise Ausdauer, Kraft, Koordination und Beweglichkeit. Es wirkt damit nicht nur vorbeugend auf Herz-Kreislauf-Erkrankungen, sondern verhindert auch den frühzeitigen Kraftverlust und reduziert gezielt orthopädische Beschwerden. Dennoch ist diese Sportart im Zusammenhang mit Bluthochdruck nicht unproblematisch: Zwar ist die dynamische Beanspruchung großer Muskelgruppen an sich günstig, beim Rudern ist aber aufgrund der statischen Kraftkomponente, die während der Durchzugphase auftritt, die Druckbelastung für das Herz stark erhöht. Im Vergleich zum Fahrradergometer treten beim Ruderergometer auf gleicher Belastungsstufe höhere Herzfrequenzen (um 14 bis 23 Schläge pro Minute) und ein höherer Blutdruck (systolisch um 10 bis 15 und diastolisch um 5 bis 10 mmHg) auf.

Wer jedoch auf das Rudern nicht verzichten möchte, sollte folgende Hinweise unbedingt beachten:

- ☐ Verwenden Sie ein Großboot. Hierbei ist die Zugbelastung des einzelnen in der Zugphase verringert.
- ☐ Minimieren Sie die Kraft beim Durchzug durch dosierten Zug.
- ☐ Betreiben Sie Ihren Sport als Wanderrudern, und nicht im Sinne einer Leistungsdemonstration.

> *Rudern sollte demnach nicht von Personen mit vorgeschädigtem Herzen oder mit schlecht eingestelltem Blutdruck betrieben werden. Es eignet sich für besser belastbare Personen (mit einer Wattleistung von mehr als 1,5 Watt pro Kilogramm Körpergewicht bei der sportmedizinischen Eingangsuntersuchung).*

Entspannungstechniken (Autogenes Training, Yoga, Tai Chi u.ä.)

Da der Blutdruck sehr stark psychisch beeinflußt wird, bietet sich eine Reihe von Entspannungstechniken an, die zu einer psychischen Dämpfung und in der Folge auch zu einer Senkung des Blutdruckes beitragen können.

Vom autogenen Training (AT) ist bekannt, daß es über verschiedene autosuggestive Formeln zu einer ausgeprägten Entspannung führt. In diesem Zustand ist die Herzfrequenz erniedrigt, der Blutdruck gesenkt, die Muskelspannung vermindert und die Atemfrequenz herabgesetzt.

Um durch AT eine vollständige Entspannung zu erreichen, hat sich der Übende jedoch völlig von Leistungsvorstellungen freizumachen. Er soll durch konzentrative Selbstentspannung Abstand zu seiner Umwelt gewinnen. Das Erlernen des AT sollte demnach zu einem Zeitpunkt innerer Ruhe und psychischer Konfliktfreiheit erfolgen, nicht aber zu einem Zeitpunkt hoher innerer Anspannung. Außerdem sollte es, wenn möglich, in einer Kleingruppe unter der Leitung eines erfahrenen Therapeuten erlernt werden, wodurch eine lenkende Kontrolle und ein entsprechender Erfahrungsaustausch gewährleistet sind.

Körperliche Aktivitäten bei bestehendem Bluthochdruck

Bei bereits bestehendem Bluthochdruck sollte vor Aufnahme einer sportlichen Aktivität unter allen Umständen eine **sportmedizinische Eingangsuntersuchung** durchgeführt werden. Damit kann das individuelle Blutdruckverhalten bei Belastung und Erholung bezüglich der ins Auge gefaßten Sportarten bestimmt werden.

Als unerläßlich hat sich dabei die Ergometrie (auf dem Fahrrad-, Laufband- oder Ruderergometer) erwiesen, denn nur sie bietet die Möglichkeit, unter Belastung und während der Erholungsphase den Blutdruck zu messen.

Die Einbeziehung des Blutdruckverhaltens unter Belastung ist für die Gesamtbeurteilung wichtig, weil

- ☐ unauffällige Blutdruckwerte in Ruhe einen bereits bestehenden Bluthochdruck nicht ausschließen,
- ☐ es einen hohen diagnostischen und prognostischen Aussagewert bei der Beurteilung einer vorliegenden oder sich entwickelnden Hypertonie hat,
- ☐ sich dadurch das Blutdruckverhalten unter Belastungen des Alltags oder einer geplanten sportlichen Aktivität abschätzen läßt; damit ist eine zielgerichtete Beratung möglich.

Aus der Ergometrie-Untersuchung kann sich ergeben, daß bestimmte Sportarten weniger oder nur unter bestimmten Verhaltensmaßnahmen oder überhaupt nicht in Frage kommen.

Das sollte man wissen: Ein erhöhter Blutdruck läßt sich in den meisten Fällen allein durch geeignete körperliche Aktivitäten systolisch um 10 bis 15 mmHg und diastolisch um 5 bis 10 mmHg senken. Dazu kommen noch die Effekte aus der Gewichtsreduktion: Mit 1 kg Gewicht weniger schwinden in der Regel 3 mmHg systolisch und 2 mmHg diastolischer Blutdruck!

Die blutdrucksenkende Wirkung insbesondere von Ausdauersportarten mit mäßiger Intensität läßt sich über verschiedene Mechanismen erklären:

- ☐ Der periphere Widerstand wird aufgrund des erhöhten Muskelstoffwechsels gesenkt.
- ☐ Die Herzarbeit wird ökonomisiert, indem Herzfrequenz und Herzminutenvolumen durch die geringere Sympathikusaktivität (der Sympathikus ist der »Leistungsnerv«) erniedrigt werden.
- ☐ Die Vagusaktivität steigt an (der Vagus ist der »Erholungs- und Entspannungsnerv«).
- ☐ Die Blutverteilung paßt sich optimal an den Bedarf an.
- ☐ Sauerstoff und Nährstoffe werden von der Muskulatur besser verwertet.
- ☐ Es erfolgt eine psychische Entspannung.
- ☐ Die Empfindlichkeit für Insulin (Insulin wird in der Bauchspeicheldrüse produziert und ermöglicht den

Eintritt von Zucker in die Zelle) steigt an; zu hohe Insulinkonzentrationen, denen bei der Hypertonieentstehung Bedeutung zukommt, werden wieder abgebaut.

Grenzen und Gefahren

Generell sind für Hypertoniker viele Sportarten möglich. Gerade bei der Bewegungstherapie des Bluthochdrucks ist es aber immer eine Frage der Dosis. Vermeiden Sie vor allem Sportarten, bei denen die Schnelligkeits- oder die Kraftkomponente eine erhebliche Rolle spielt.

Schon bei einem ganz normalen Krafttraining in mittleren Bereichen (40 bis 60 Prozent der individuellen Leistungsfähigkeit) kann es zu erheblichen Blutdruckanstiegen kommen, die über 300 mmHg systolisch hinausgehen können.

Bei hohen Kraftbelastungen sind sogar Werte von systolisch über 400 mmHg erreichbar.

Beachten Sie

Damit es bei der Sportausübung nicht zu Blutdruckspitzen kommt, sind vor allem statische, mit Halteleistung verbundene Übungen zu vermeiden, ebenso Sportarten mit Preßatmung oder großem kurzem Krafteinsatz. Selbst bei den auf vielen Fitneßparcours durchgeführten Übungen wie »Sit-ups« zur Bauchmuskelschulung, Klimmziehen, Liegestützen, Seilklettern o.ä. werden sogar bei gesunden jungen Menschen mit normalem Blutdruck Werte von über 200 mmHg überschritten.

Desgleichen eignen sich streß- und spannungsauslösende Sportarten, wie z.B. Drachenfliegen oder Fallschirmspringen, nicht für den Hypertoniker. Ungeeignet sind auch alle wettkampforientierten Sportarten, da sie keine dosierbaren Belastungen ermöglichen.

Weitere ungünstige oder nicht geeignete Sportarten für den Hypertoniker sind:

- ☐ Tauchen
- ☐ Bergklettern
- ☐ Bogenschießen
- ☐ Fechten
- ☐ Sportkegeln
- ☐ Tennis
- ☐ Badminton
- ☐ Squash

Erhöhte Blutfettwerte

Was versteht man unter Blutfettwerten?

Erhöhte Blutfettwerte (Hyperlipoproteinämien) sind kennzeichnend für bestimmte Störungen des Fettstoffwechsels. Wie der Name schon sagt, ist dabei der Anteil verschiedener Fette und Trägersubstanzen im Blut stark angestiegen. Die wichtigsten Blutfette sind die Triglyzeride und insbesondere das Cholesterin.

Als Idealwerte zur Verhütung einer Arteriosklerose gelten:

- ☐ Triglyzeride unter 200 mg/dl
- ☐ Gesamtcholesterin unter 200 mg/dl

Welche Bedeutung haben erhöhte Blutfettwerte?

Erhöhte Blutfettwerte sind einer der Hauptrisikofaktoren für die Ausbildung von Arteriosklerose und degenerativen Herz-Kreislauf-Erkrankungen.

Prinzipiell gilt

Das Risiko für Arteriosklerose und Herz-Kreislauf-Erkrankungen steigt und sinkt mit dem Blutfettspiegel!

Im Vordergrund steht dabei vor allem das **Cholesterin**. Bei der Beurteilung des Cholesterins ist allerdings zu bedenken, daß die verschiedenen Cholesterinkomponenten nicht gleichermaßen schädlich sind, sondern zum Teil gegenteilige Auswirkungen haben.

Innerhalb des Cholesterins unterscheidet man vereinfacht zwischen dem sogenannten »schlechten« **LDL-Cholesterin**, das eine stark Arteriosklerose-verursachende Wirkung hat, und dem sogenannten »guten« **HDL-Cholesterin**, das eine Herz und Gefäße schützende Wirkung aufweist und arteriosklerotische Veränderungen wieder rückgängig machen kann.

Die Bedeutung von LDL- und HDL-Cholesterin für die Entstehung oder Verhinderung von Herz-Kreislauf-Erkrankungen beruht auf folgenden Mechanismen: Das cholesterinreiche LDL dringt leicht in die Gefäßwände ein und lagert dort Fett ab. Es kommt zu einer zunehmenden Gefäßverkalkung. Sein Gegenspieler, das HDL, mobilisiert und eliminiert abgelagertes Cholesterin aus den Gefäßwänden. Darüber hinaus steigert HDL die Aktivität fettabbauender Enzyme, wodurch die Blutfette schnell beseitigt werden können.

Das LDL spielt bei der Arterioskleroseentwicklung eine entscheidende Rolle, weil es 70 Prozent des Gesamtcholesterins befördert. Überschreitet das LDL-Cholesterin im Blut einen bestimmten Wert (80 bis 100 mg/dl), kann dies zur vorzeitigen Entwicklung einer Arteriosklerose führen. Ob es dazu kommt, hängt von verschiedenen Faktoren ab. Zum einen spielt dabei die genetische Ausstattung (familiäre Disposition) eine wichtige Rolle, zum anderen wird die Empfindlichkeit mitentscheidend von Hormonstatus, Diät, Körpergewicht und vor allem vom Niveau der körperlichen Aktivität bestimmt.

Ob ein LDL-Cholesterinspiegel hoch ist oder nicht, hängt des weiteren vom Vorliegen anderer Risikofaktoren ab, wie z.B. Bluthochdruck, Zigarettenrauchen und Zuckerkrankheit.

Als Zielwerte (nicht Normwerte!) gelten:

- ☐ LDL ohne weitere Risikofaktoren: unter 155 mg/dl
- ☐ LDL mit weiteren Risikofaktoren: unter 135 mg/dl
- ☐ LDL und bestehende koronare Herzkrankheit: unter 100 mg/dl

Entscheidend bei der Beurteilung des Risikos ist demnach die Frage, ob bereits eine Arteriosklerose der Herzkranzgefäße vorliegt.

Auch das Alter ist in diesem Zusammenhang von Bedeutung: Je früher eine koronare Herzkrankheit auftritt, desto gefährlicher ist es. Umgekehrt scheinen diejenigen, die trotz erhöhter Cholesterinspiegel ein hohes Alter erreichen, vor gesteigerten Blutfettwerten weitgehend gefeit.

Beachten Sie

Würden diese Zielwerte erreicht, dann könnte in der Bundesrepublik Deutschland die Zahl der Herzinfarkte um die Hälfte gesenkt werden.

Nutzen der Cholesterin-Senkung
bezogen auf Altersgruppen

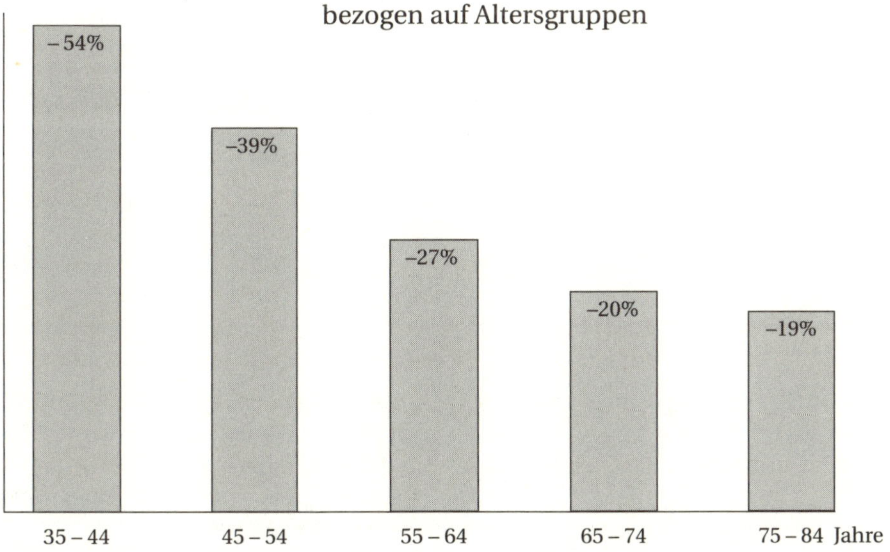

Eine Cholesterinsenkung um 23,2 mg/dl vermindert deutlich das Risiko für eine koronare Herzkrankheit.

Ganz entscheidend ist schließlich auch noch die Höhe des »guten« HDL-Cholesterins.

> **Beachten Sie**
> *Ein Anstieg des HDL um 15 mg/dl senkt die koronare Herzkrankheitsrate um 50 Prozent. Es lohnt sich also, etwas für sein Cholesterin zu tun.*

Da das LDL die Entwicklung einer Arteriosklerose stark beeinflußt, dem HDL hingegen eine hochgradig gefäßschützende Funktion zukommt, ist es bei der Beurteilung der Cholesterinwerte auch von Bedeutung, in welchem Verhältnis sich das Gesamtcholesterin bzw. dessen Hauptkomponente, das LDL, zum HDL befindet:

> **Beachten Sie**
> *Wenn Sie von Ihrem Hausarzt das Cholesterin bestimmen lassen, dann bestehen Sie darauf, daß nicht nur das Gesamtcholesterin ermittelt wird, sondern auch die Höhe des LDL und des HDL.*

Wie kommt es zu erhöhten Blutfettwerten?

Eine Reihe unterschiedlicher Faktoren ist für die Erhöhung der Blutfettwerte verantwortlich. Neben den bereits erwähnten vorgegebenen und damit nicht beeinflußbaren genetischen Faktoren (und zusätzlichen Risikofaktoren wie Bluthochdruck und Zuckerkrankheit) spielen vor allem die beeinflußbaren Faktoren wie Fehlernährung, Übergewicht, Zigarettenrauchen, psychosozialer Streß und Bewegungsmangel eine wichtige Rolle.

Verhältnis $\frac{\text{Gesamtcholesterin}}{\text{HDL-Cholesterin}}$	Risiko einer koronaren Herzkrankheit bei Männern im Alter zwischen 50 und 70 Jahren
3,0	0,5
4,4	1,0
6,2	2,0
7,7	3,0
9,5	4,0

Ein erhöhtes Arteriosklerose-Risiko besteht in erster Linie dann, wenn eine Blutfett-Konstellation vorliegt, die sich aus
- ☐ erhöhtem Gesamtcholesterin,
- ☐ erhöhtem LDL,
- ☐ erhöhten Triglyzeriden und
- ☐ erniedrigtem HDL

zusammensetzt.

Fehlernährung

Prinzipiell gilt: Der Normalbürger ißt zuviel, zu fett und zu ballaststoffarm.

Aus allen diesen Komponenten einer verfehlten Ernährung ergibt sich die Gefahr erhöhter Blutfettwerte. Wer zuviel und zu fett ißt, nimmt zuviel Energiestoffe auf, die über erhöhte Fettspeicher und im Blut zirkulierende Fette zu erhöhten Blutfetten führen.

Zuviel: In der Bundesrepublik werden nach den Angaben der Deutschen Gesellschaft für Ernährung (DGE) pro Bürger täglich etwa 3000 kcal an Energiestoffen aufgenommen. Der Bedarf der überwiegend aus »Leichtarbeitern« bestehenden Bevölkerung – sie macht etwa 85 Prozent der Erwerbstätigen aus – liegt jedoch bei durchschnittlich nur etwa 2500 kcal pro Tag.

In diesem Zusammenhang muß auch darauf hingewiesen werden, daß die pro Tag aufgenommene Alkoholmenge – Deutschland ist die führende Biertrinker-Nation der Welt – beträchtlich zu einer überkalorigen Ernährung beiträgt.

Beachten Sie

1 Gramm Alkohol beinhaltet etwa 7,1 kcal. Alkoholische Getränke sind keine Durstlöscher!

Zu fett: Im Idealfall sollte sich die Nahrung aus 65 Prozent Kohlenhydrate, 20 Prozent Fett und 15 Prozent Eiweiß zusammensetzen. In der BRD läßt sich jedoch beim Durchschnittsbürger eine Verteilung von 40 Prozent Fett, 20 Prozent Eiweiß und 40 Prozent Kohlenhydrate feststellen. Sowohl der Fett- als auch der Eiweißanteil ist zu Lasten des Kohlenhydratanteils erhöht.

Weiterhin ist der durch die Nahrung aufgenommene Cholesterinanteil zu hoch. Im Mittel nimmt der Bundesbürger pro Tag etwa 700 mg Cholesterin auf, es sollten aber weniger als 300 mg sein! Aus diesem Grunde müssen cholesterinreiche Lebensmittel vermieden und cholesterinarme bevorzugt werden (s. folgende Tabelle).

Hohe Cholesterinwerte	
Hirn	3146 mg
Eigelb	1400 mg
Nieren	350 mg
Leber	250 mg
Kaviar	300 mg
Mittlere Cholesterinwerte	
Krabbenfleisch	160 mg
Wild	110 mg
Schmalz	107 mg
Käse 60% Fett i.T.	115 mg
Teigwaren	118 mg
Niedrige Cholesterinwerte	
Huhn	75 mg
Rindfleisch (mager)	100 mg
Schweinefleisch (mager)	90 mg
Kalbfleisch (mager)	90 mg
Rotbarsch	70 mg
Hering	80 mg
Schellfisch	30 mg
Käse 20% Fett i.T.	33 mg
Vollmilch	11 mg

Für eine gesundheitsorientierte Ernährung sollten Sie sich an folgende Empfehlungen halten: Nehmen Sie möglichst wenig cholesterinreiche Nahrungsmittel zu sich. Achten Sie darauf, mehr pflanzliche und weniger tierische Fette aufzunehmen. Reduzieren Sie besonders Fleisch- und Wurstwaren mit ihren vielen versteckten Fetten.

Beachten Sie

Es besteht ein enger Zusammenhang zwischen dem Nahrungsanteil an gesättigten Fettsäuren und erhöhten Cholesterinwerten bzw. damit einhergehenden Herzgefäßkrankheiten. In Finnland z.B. konnte die Herzinfarktrate allein durch eine Ernährungsumstellung um 50 Prozent gesenkt werden!

Bei der Verwendung von Speiseölen sollten Sie darauf achten, weniger gesättigte Öle (wie viele der im Handel erhältlichen und beim Herstellungsprozeß hocherhitzten Öle), sondern mehr ungesättigte, kurzkettige und kaltgepreßte Öle wie Distel-, Sonnenblumen- oder Weizenkeimöle zu verwenden. Wer vermehrt hochungesättigte Fettsäuren zu sich nimmt, kann seinen Cholesterinwert um bis zu 20 Prozent senken.

In allen Ländern, in denen mehr pflanzliche als tierische Kost bevorzugt wird, wie z.B. in Japan oder China, liegen die Cholesterinspiegel in der Bevölkerung deutlich niedriger (unter 160 mg/dl).

Zu ballaststoffarm: Pro Tag sollten mindestens 30 Gramm Ballaststoffe verzehrt werden. Der Bundesbürger nimmt im Schnitt jedoch nur etwa 20 Gramm auf (davon etwa 10 g über Brot, 3 g über Kartoffeln und je etwa knapp 4 g über Obst und Gemüse).

Einen wichtigen und auch vitaminreichen Ballaststoffträger stellt das Obst dar. So enthalten z. B. 2 Äpfel eine Ballaststoffmenge von 4 Gramm mit Pektin als Cholesterin-Eliminator!

Faustregel

10 Gramm zusätzliche Ballaststoffe bedeuten 10 Prozent weniger Gesamtcholesterin!

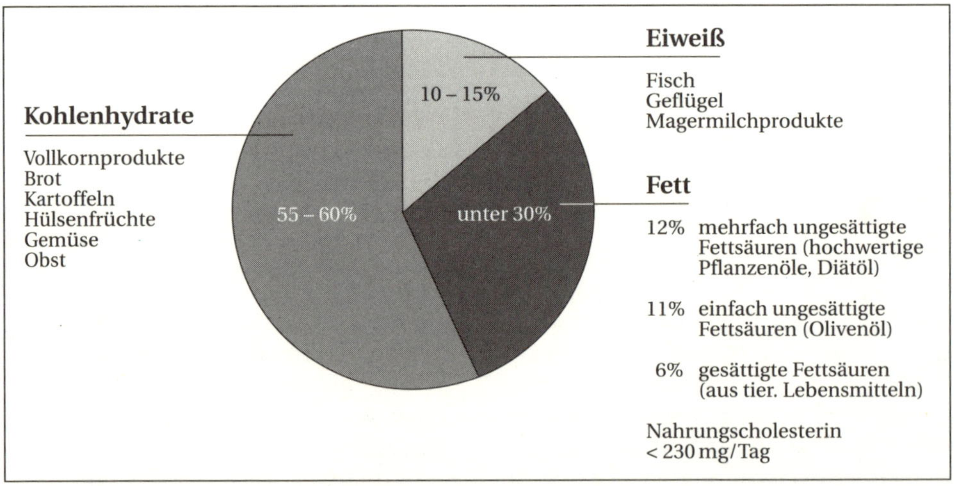

Wer seine Nahrung richtig zusammenstellt, kann sein Cholesterin um 20 Prozent senken und dabei noch 2,7 Kilogramm abnehmen.

Unter diesem Aspekt sollten Sie sich demnach etwas mehr an das englische Sprichwort halten: »An apple a day keeps the doctor away« (einen Apfel jeden Tag und du brauchst keinen Arzt).

Die DGE (Deutsche Gesellschaft für Ernährung) hat 10 Regeln für eine vollwertige Ernährung aufgestellt, die Sie weitestgehend einhalten sollten:

1. *Vielseitig – aber nicht zu viel*
2. *Weniger Fett und fettreiche Lebensmittel*
3. *Würzig, aber nicht salzig*
4. *Wenig Süßes*
5. *Mehr Vollkornprodukte*
6. *Reichlich Gemüse, Kartoffeln und Obst*
7. *Weniger tierisches Eiweiß*
8. *Trinken mit Verstand*
9. *Öfters kleinere Mahlzeiten*
10. *Schmackhaft u. nährstoffschonend*

Übergewicht

Übergewicht (weitere Ausführungen hierzu s. Seite 53 ff.) steht in engem Zusammenhang mit der überkalorigen Ernährung. Übergewicht führt fast immer zu einem Anstieg des »schlechten« LDL-Cholesterin und einem Abfall des »guten« HDL-Cholesterin.

Umgekehrt gilt: Jede Gewichtsabnahme senkt das LDL und hebt das HDL! Und das sollte doch ein Grund mehr sein, etwas genauer auf die Waage zu schauen und sein Gewicht auf einem vernünftigen, der Gesundheit zuträglichen Niveau zu halten!

Zigarettenrauchen

Zigarettenrauchen (weitere Ausführungen s. Seite 36 und Seite 86) trägt in vielfältiger direkter und indirekter Weise zur Entstehung von Arteriosklerose bei. Es führt zu einem Anstieg des LDL und zu einem Abfall des HDL, was die Gefäßverkalkung besonders ungünstig beeinflußt.

Streß

Jegliche Art von Disstreß (s. Seite 77 ff.) bewirkt eine vermehrte Ausschüttung von Streßhormonen und dadurch einen Anstieg der Blutfette, insbesondere des LDL. Streß verschlechtert damit das gesamte Fettstoffwechselprofil.

Bewegungsmangel

Einer der wichtigsten, wenn nicht gar der wichtigste der beeinflußbaren Faktoren zur Cholesterinsenkung ist der chronische Bewegungsmangel. Wer sich zu wenig bewegt und seine Muskeln nicht trainiert, läßt den Stoffwechsel mangels Anforderung verkümmern. Die Muskulatur stellt das größte Organsystem des Menschen dar. Sie macht bei jungen Erwachsenen etwa 41 Prozent (Männer) bzw. etwa 35 Prozent (Frauen) des Gesamtgewichts aus und ist sozusagen der Motor des gesamten Stoffwechsels.

Daher gilt

Wer seine Muskeln nicht bewegt, der läßt seinen Stoffwechsel verkümmern und seine Blutfettwerte ansteigen.

Bewegung ist die beste Medizin ... und dies auch in Sachen erhöhte Blutfettwerte. Je nach körperlicher Betätigung kommt es zu einem bestimmten Kalorienumsatz. So verbrauchen Sie, wenn Sie 10 Minuten lang eine der aufgeführten Sportarten ausüben, folgende Kalorienmengen (in kcal):

Sportarten	Kalorienmengen
Kegeln	35
Wasserski	70
Tennis	80
Badminton	80
Tischtennis	53
Bergsteigen	80
Fechten	100
Handball	140
Basketball	140
Trampolin	140
Ringen, Judo	140
Rudern (50 m/min)	
je nach Boot	20 bis 30
Kanu (125 m/min)	83
Paddeln (125 m/min)	68
Tanzen	
– Foxtrott	60
– Wiener Walzer	70
– Rumba	70
Laufen	
– 9 km/h	100
– 12 km/h	114
– 15 km/h	131
Gehen	
– 4 km/h	31
– 6 km/h	53

Sportarten	Kalorienmengen
Golf	40 bis 55
Radfahren	
– 10 km/h	28
– 20 km/h	78
Schwimmen	
– Brust (50 m/min)	113
– Rücken (25 m/min)	70
– Kraul (50 m/min)	140
– Delphin (50 m/min)	143
Eishockey	200 bis 270
Fußball	230 bis 280
Volleyball	73
Skilauf	
– Langlauf (6 km/h)	112
– Langlauf (10 km/h)	151
– Langlauf (14 km/h)	231
– Abfahrt (Schuß)	87
– Slalom	229
Schlittschuhlauf	
– 12 km/h	47
– 15 km/h	62
– 21 km/h	104
Eiskunstlauf	
je nach Form	50 bis 250

Konkret könnte es dann etwa so aussehen: Auf entsprechend ausgeschilderten »Kalorienwegen« müssen für verschiedene Nahrungsmittel unterschiedliche »Wanderzeiten« zum Abbau überschüssiger Kalorien absolviert werden:

1 Glas Wein	13 Minuten
1 Ei	18 Minuten
1 Flasche Bier	44 Minuten
1 Eisbecher mit Sahne	75 Minuten
1 Schweinshaxe	95 Minuten

Aus diesen wenigen Beispielen können Sie ersehen, wieviel Bewegungsaktivitäten Sie aufbringen müssen, um Nahrungskalorien abzubauen.

Welche körperlichen Aktivitäten senken die Blutfettwerte?

Um erhöhte Blutfettwerte abzubauen, sind im Prinzip die gleichen Sportarten geeignet, die auch zur Blutdrucksenkung eingesetzt werden. Im Vordergrund stehen vor allem Ausdauersportarten und körperliche Aktivitäten mit geringer Intensität und längerer Dauer, wie Jogging, Wandern, Spazierengehen, Bergwandern, Walking, Langstreckenläufe (auf Langlaufskiern, zu Fuß, mit Schlittschuhen), Schwimmen, Radfahren, Rudern oder auch Kajakfahren (als Fluß- oder Seenwanderungen).

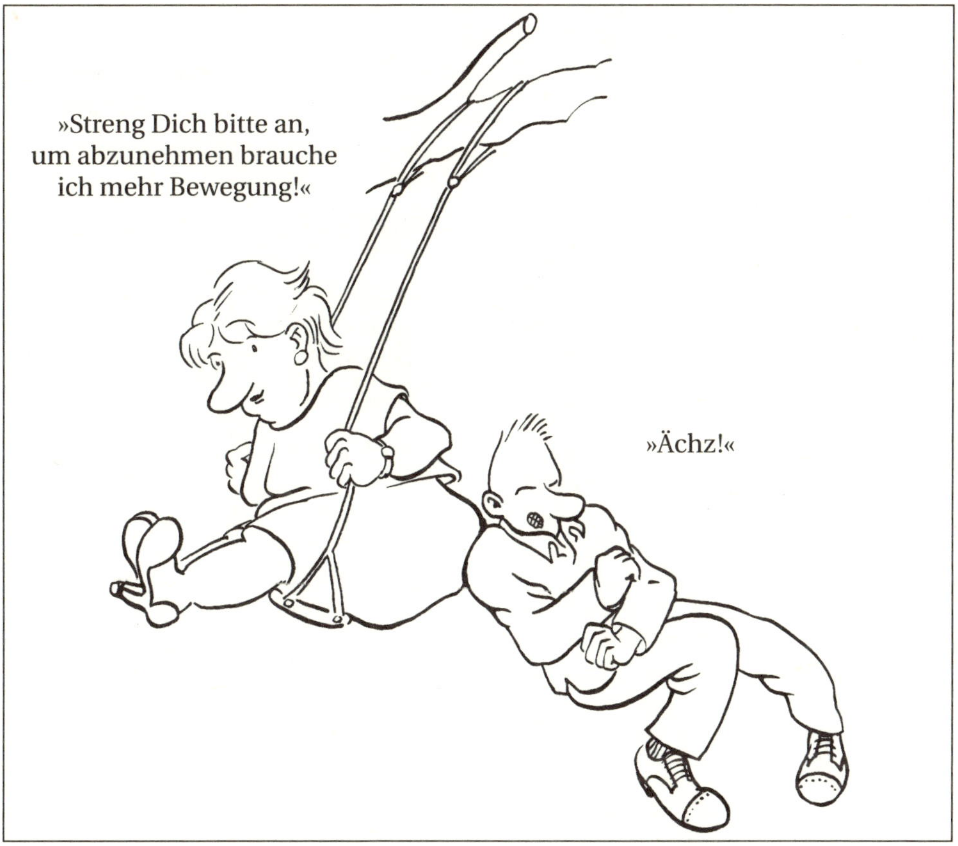
»Streng Dich bitte an,
um abzunehmen brauche
ich mehr Bewegung!«
»Ächz!«

Bewegung und Diät sind die Voraussetzung, um erhöhte Blutfettwerte zu senken.

Bei der Durchführung eines vorbeugenden oder therapeutischen Trainings sollten Sie demnach auf folgende Punkte achten:

- □ **Übungshäufigkeit:** Optimal wäre ein tägliches, zumindest aber ein 3- bis 4maliges wöchentliches Ausdauertraining.
- □ **Übungsdauer:** Eine Belastungsdauer von mindestens 20 bis 30 Minuten sollte nicht unterschritten werden, da erst ab dieser Zeit der Fettstoffwechsel so richtig in Fahrt kommt. Der Anteil der Fette am Energieumsatz beträgt bei Ausdauerbelastungen von 60 Minuten Dauer etwa 50 Prozent, von zwei Stunden etwa 80 Prozent. Das liegt daran, daß moderates Ausdauertraining die Aktivität des Enzyms erhöht, welches Körperfett abbaut (Lipoproteinlipase). Somit erreichen Sie eine optimale Nutzung und einen gezielten Abbau von Fetten, erhöhte Blutfettwerte können wieder gesenkt werden.

Beim Ausdauertraining längerer Dauer liefern demnach die Fettsäuren die Energie für den muskulären

Stoffwechsel. Dadurch kommt es längerfristig zu einer Optimierung des Fettstoffwechsels; die Triglyzeride, das Gesamt- und das LDL-Cholesterin werden reduziert, während – und dies ist besonders wichtig – das Herz und Gefäße schützende HDL-Cholesterin ansteigt.

- **Übungsintensität:** Entscheidend ist nicht ein möglichst anstrengendes Trainingspensum, sondern eine möglichst geringe Übungsintensität, da nur dann der Fettstoffwechsel optimal am Energieumsatz beteiligt ist. Gemütliche Spaziergänge und Wanderungen, bei denen Sie sich ohne Probleme unterhalten können, sind hierfür bestens geeignet.
- **Bewegung** allein reicht nicht aus, es muß auch die Ernährung stimmen!
- **Notwendiger wöchentlicher Kalorienverbrauch**: Damit das Ausdauertraining vorbeugend wirkt, sollten pro Woche mindestens 2000 kcal, wenn möglich sogar 3000 kcal durch körperliche Aktivitäten verbraucht werden. 2000 kcal entsprechen etwa einem wöchentlichen Pensum von insgesamt 15 Kilometern.

Grenzen und Gefahren

Die für das Fettstoffwechseltraining geeigneten Sportarten sind im Grunde unbedenklich. Das einzige Problem könnte darin bestehen, daß durch die Langzeitbelastungen bei Personen mit vorgeschädigten Gelenken Überlastungen und Schmerzen auftreten, die zum Abbruch zwingen. Ist dies bei Geh- und Laufbelastungen der Fall, dann sollten Sie auf Sportarten ausweichen, bei denen das eigene Körpergewicht nicht selbst oder nur unter erleichterten Bedingungen getragen werden muß, wie z.B. beim Schwimmen, Radfahren oder Wanderrudern.

Übergewicht

Wo beginnt Übergewicht?

Eine genaue Definition von **Übergewicht** ist nicht möglich, da der individuelle Körperbau zu unterschiedlich ist. Für den Alltag hat sich die Definition nach *Broca* als besonders günstig erwiesen. Sie definiert Normal-, Ideal- und Übergewicht sowie Fettleibigkeit in Abhängigkeit von der Körpergröße, so daß sich folgende Gewichtseinteilungen ergeben (Diese Angaben gelten nur für den Erwachsenenbereich, nicht für Kinder! Für Kinder gibt es die bei allen Kinderärzten aufliegenden Normtabellen.):

- ☐ **Normalgewicht:** Körpergröße (in Zentimetern) minus 100.
  Beispiel: Eine Person, die 170 cm groß ist, darf 70 kg wiegen, um normalgewichtig zu sein (170 – 100 = 70 kg).
- ☐ **Idealgewicht:** Normalgewicht (in Kilogramm) minus 10 Prozent (Mann) bzw. 15 Prozent (Frau).
  Beispiel: Für einen normalgewichtigen Mann von 170 cm Körpergröße ergibt sich ein Idealgewicht von 63 kg, für eine normalgewichtige Frau gleicher Größe liegt das Idealgewicht bei 59,9 kg.
- ☐ **Übergewicht:** Normalgewicht (in Kilogramm) plus 10 bis 20 Prozent Zusatzgewicht!
  Beispiel: Eine Person von 170 cm Größe gilt als übergewichtig, wenn sie 77 kg überschreitet und bis zu 84 kg wiegt.
- ☐ **Fettleibigkeit** (Adipositas): Normalgewicht plus mehr als 20% Übergewicht!
  Beispiel: Eine Person von 170 cm gilt als fettleibig (adipös), wenn sie 84 kg überschreitet.

Welche gesundheitspolitische Bedeutung hat Übergewicht?

Heute sind bereits etwa 20 bis 25 Prozent der Kinder und Jugendlichen und knapp 40 Prozent (Männer) bzw. 50 Prozent (Frauen) der über 30jährigen Erwachsenen übergewichtig.

Jährlich müssen Milliardenbeträge für Folgeerkrankungen von Übergewicht und Fettleibigkeit im Gesundheitswesen der BRD erbracht werden. Allein im Jahre 1990 lagen diese Kosten bei etwa 60 Milliarden DM, die Tendenz im Vergleich zu den Vorjahren ist ansteigend.

Da Übergewicht und Fettleibigkeit an vielen Krankheiten beteiligt sind und die Gesundheit und Lebenserwartung maßgeblich beeinflussen, wird ihrer Vorbeugung in der Zukunft besondere Bedeutung zukommen.

Wie wirkt sich Übergewicht auf die Gesundheit aus?

Übergewicht stellt für sich allein noch keine Erkrankung dar, sondern nur einen Risikofaktor, der eine Reihe anderer Erkrankungen in ihrem Verlauf negativ beeinflußt. So verschlechtert Übergewicht vor allem die Prognose für bestimmte Stoffwechselerkrankungen (Zucker-, Fett- und Eiweißstoffwechsel) und Bluthochdruck, was sich insgesamt ungünstig auf die Herz-Kreislauf-Erkrankungen (s. Seite 32) auswirkt. Auch degenerative Skeletterkrankungen, die zu frühzeitigen Verschleißerscheinungen im Bereich der verschiedenen Gelenke und der Wirbelsäule (Rücken- und Bandscheibenbeschwerden) führen, werden durch Übergewicht noch verschlimmert.

Die »gesunden« übergewichtigen Personen, die diese Erkrankungen nicht haben, können sich ihr Übergewicht aus gesundheitlicher Sicht durchaus leisten. Es wirkt in mäßiger Ausprägung sogar lebensverlängernd. Kritisch wird es, wenn jemand 20 Prozent und mehr über seinem Normalgewicht liegt.

Im Gegensatz zum mäßigen Übergewicht hat **Fettleibigkeit** eine stets krankheitserzeugende und lebensverkürzende Wirkung. Kein anderer Einzelfaktor ist für die Entstehung von Bluthochdruckkrankheiten, Zuckerkrankheit, Steinleiden, Gelenkschäden und vielen Herz-Kreislauf-Erkrankungen von so ausschlaggebender Bedeutung wie die Fettleibigkeit.

Es gilt als Regel, daß die Lebenserwartung bei 30 Prozent Übergewicht um etwa 40 bis 50 Prozent verkürzt wird.

Eine zusammenfassende Übersicht über den Anteil der Übergewichtigen und Fettleibigen an einzelnen Krankheitsgruppen gibt die folgende Abbildung.

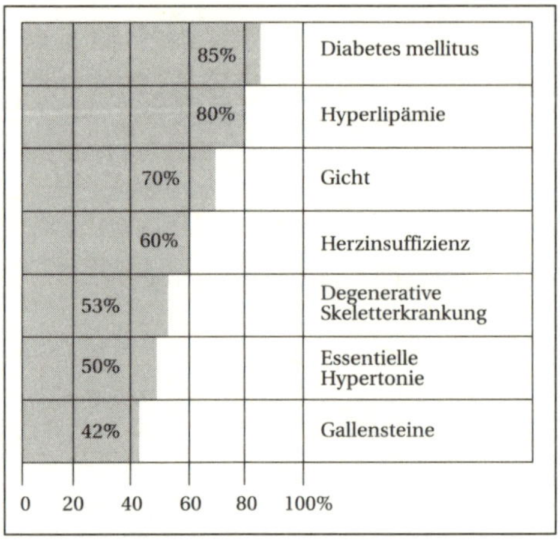

Anteil der Übergewichtigen an einzelnen Krankheitsgruppen (nach *Heyden*).

Wie entsteht Übergewicht?

Die Hauptursache für Übergewicht und Fettleibigkeit besteht in einem Mißverhältnis von Nahrungsaufnahme und Energieverbrauch. Der Verbrauch an Energie ist wiederum von körperlichen Aktivitäten abhängig. In weniger als einem Prozent der Fälle liegt eine hormonelle Funktionsstörung zugrunde!

Auch die vielfach zitierten »schweren Knochen« sind nicht die entscheidende Ursache für ein zu hohes Gewicht: Bei jedem normalgewichtigen Menschen machen die Knochen nur 14 Prozent (Frauen) bis 17 Prozent (Männer) des Gesamtgewichts aus, stellen also nicht die entscheidende Größe für das Gesamtkörpergewicht dar!

Übergewicht durch Überernährung

In der BRD beträgt die tägliche Kalorienaufnahme, wie bereits erwähnt, pro Person im Schnitt etwa 3000 kcal. Der

Bedarf liegt jedoch nur bei durchschnittlich 2500 kcal. Ein täglicher Überschuß von 500 kcal führt zwangsläufig zum heute so weit verbreiteten Phänomen Übergewicht.

Wir müssen zwar essen, um zu leben; aber wir essen nicht, wie wir leben!

Ständiger Nahrungsüberschuß führt zuerst zu einer Vergrößerung der einzelnen Fettzellen. Überschreitet der Fettanteil einer einzelnen Fettzelle einen bestimmten Wert, d.h. kann die Fettzelle kein weiteres Fett mehr aufnehmen, dann nimmt die Zahl der Fettzellen zu.

Das Körpergewicht und der Gesamtfettanteil sind bei Übergewichtigen gegenüber Normalgewichtigen deutlich erhöht. Gleiches gilt für die Fettzellgröße und die Fettzellzahl. Bei schlanken Personen sind die Fettzellen halb so groß. Während Normalgewichtige etwa 25 bis 30 Milliarden Fettzellen haben, steigt die Zahl bei Fettleibigen etwa auf das Drei- bis Zehnfache, nämlich 70 bis 260 Milliarden Fettzellen.

Entscheidend ist in diesem Zusammenhang, daß einmal erhöhte Fettzellzahlen sich nicht mehr zurückbilden, sondern erhöht bleiben und damit eine »glänzende« Ausgangsbasis für eine weitere Gewichtszunahme bilden. Sie sollten daher unter allen Umständen vermeiden, durch exzessives Essen eine Vermehrung der Fettzellen in Gang zu bringen.

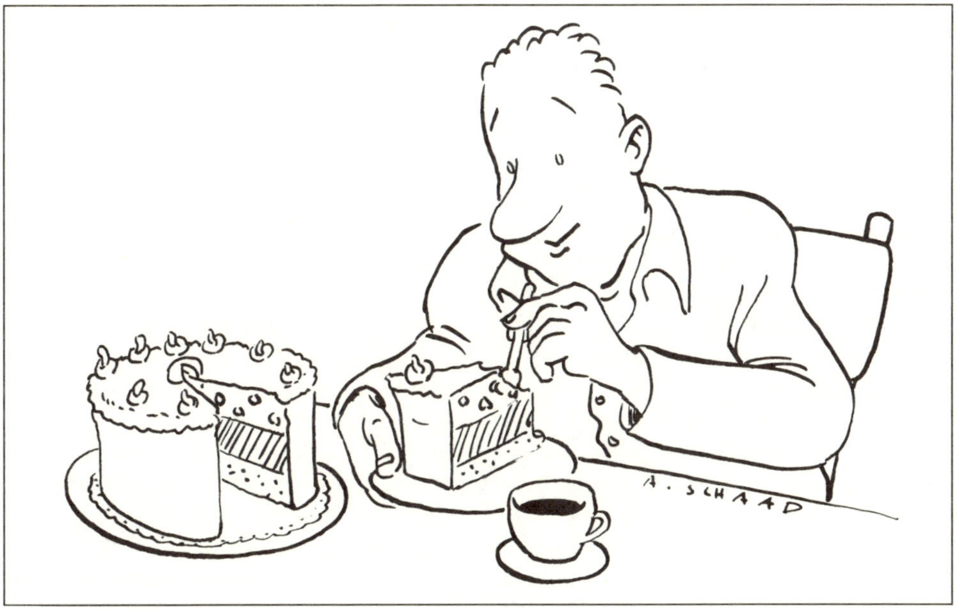

Essen – auf den Genuß orientierte Lebensfreude.

Da die Zahl der Fettzellen vor allem in den ersten Lebensjahren ziemlich rasch ansteigt, sollte aus präventiver Sicht darauf geachtet werden, daß Kindern sowohl während der Schwangerschaft – hier beginnt bereits die Vermehrung der Fettzellen – als auch in der Kindheit nicht zuviel Nahrung zugeführt wird.

Übergewicht durch Bewegungsmangel

Der tägliche Kalorienbedarf schwankt zwischen 1800 kcal bei körperlich inaktiven Berufsgruppen (»Schreibtischarbeiter«) und etwa 6000 kcal bei körperlich schwerst aktiven Berufsgruppen (z.B. Holzfäller, Hafenarbeiter, Bauarbeiter, Leistungssportler). Allein schon diese große Spannbreite macht deutlich, daß die körperliche Aktivität für das Gleichgewicht von Energieaufnahme (über die tägliche Nahrung) und Energieverbrauch eine entscheidende Rolle spielt.

Durch chronischen Bewegungsmangel kommt es zu einer Umstellung des Stoffwechsels, er verläuft langsamer. Die Muskulatur wird nicht genügend gefordert und verliert zunehmend die Fähigkeit, Kohlenhydrate und Fette zu verbrennen. Die verschiedenen Aktivierungssysteme (Enzyme) der Muskulatur passen sich also in ihrer »Aktivität« genau an das Niveau ihres »Chefs« an.

Da der Stoffwechsel vor allem in der Muskulatur stattfindet, diese aber mit zunehmendem Alter um 35 bis 45 Prozent abnimmt, wird auch der Energieverbrauch im Alter niedriger. Der Energieverbrauch in Ruhe – der sogenannte **Grundumsatz** – geht bei Männern von etwa 1600 kcal beim 40jährigen auf etwa 1400 kcal beim 80jährigen zurück. Bei Frauen ist der Grundumsatz aufgrund des geringeren Muskelanteils, einer besseren Wärmeisolierung (das Unterhautfettgewebe ist bei Frauen um 10 bis 20 Prozent höher) und einer anderen Hormonsituation um etwa 10 Prozent geringer.

Bemerkenswert ist jedoch, daß im Alter nicht nur der Grundumsatz abnimmt, sondern auch der Energieverbrauch bei körperlicher Aktivität sinkt. So verbraucht z.B. ein 65jähriger bei gleicher körperlicher Aktivität etwa 200 kcal pro Stunde weniger als ein 45jähriger und dieser wiederum 200 kcal pro Stunde weniger als ein 25jähriger.

Als Faustregel gilt

Der Energiebedarf verringert sich vom 25. Lebensjahr an durchschnittlich um 10 kcal pro Lebensjahr bei vergleichbaren Aktivitäten, da sich der Stoffwechsel wegen der im Alter verringerten Aktivitäten verlangsamt hat.

Diese Tatsache ist deshalb von Bedeutung, weil ältere Menschen dazu neigen, das Ausmaß ihrer Aktivitäten zu überschätzen und ihre Kalorienzufuhr zu unterschätzen. Dies kann schnell zu einem Mißverhältnis zwischen tatsächlichem Bedarf und Nahrungsaufnahme führen: Das Gewicht nimmt zu.

Die Überschätzung der eigenen Bewegungsaktivitäten hängt damit zusammen, daß sich die Empfindung für Belastungen im Alter verändert. Je jünger ein Mensch ist, desto leichter fallen ihm vergleichbare Tätigkeiten, desto lieber bewegt er sich auch. Dem älteren Menschen hingegen fallen alle Bewegungsaktivitäten zunehmend schwerer. Sein Bewegungsbedürfnis reduziert sich aus diesem Grunde mehr und mehr. Eine mögliche Ursache ist die Abnahme bestimmter Überträgerstoffe im Gehirn (Neurotransmitter wie z.B. Dopamin), die für den Bewegungsdrang der Kinder bzw. für die zunehmende Bewegungsarmut älterer Personen verantwortlich sind.

Wie verhindert man Übergewicht?

Das Entstehen von Übergewicht kann durch eine **an den Bedarf angepaßte Ernährung** vermieden werden. Essen Sie nur soviel, wie sie auch wirklich benötigen, und vor allem: Essen Sie nur dann, wenn Sie auch wirklich Hunger verspüren, aber nicht aus Langeweile, Kummer etc.

Des weiteren gilt: Steigern Sie Ihre körperlichen Aktivitäten! Sorgen Sie für mehr Bewegung, sei es im Beruf oder in der Freizeit! Treiben Sie Sport und nehmen Sie auch andere Bewegungsangebote wahr. Wichtig ist ausschließlich, daß unter Berücksichtigung Ihrer individuellen Gegebenheiten – z.B. ob Sie ein guter oder schlechter »Futterverwerter« sind, ob Sie eine Schilddrüsenunter- oder -überfunktion haben etc. – die Balance zwischen Energieaufnahme und -verbrauch ausgeglichen ist.

Wie reduziert man Übergewicht?

Das Körpergewicht kann über drei unterschiedliche Mechanismen verringert werden:

1. Einschränkung der Nahrungszufuhr
2. Erhöhung der körperlichen Aktivität
3. Durch die Kombination von 1. und 2.

Fast alle Gewichtabnahme-Programme beinhalten heute eine Kombination: die Nahrungszufuhr wird eingeschränkt, die körperliche Aktivität wird gesteigert.

Da bisweilen die kombinierte Gewichtsreduktion – aus welchen Gründen auch immer – trotz ihrer besonderen Vorteile nicht zur Anwendung kommen kann, soll hier kurz auf die Vor- und Nachteile der einzelnen Alternativen eingegangen werden.

Einschränkung der Nahrungszufuhr

Der einzige **Vorteil** einer ausschließlich durch Einschränkung der Nahrungszufuhr herbeigeführten Gewichtsreduktion liegt im geringeren Aufwand. Wer unter starkem Zeitdruck steht oder aus sonstigen Gründen keinen Sport treiben kann, kommt damit ohne Zeitverluste passiv zu einem im allgemeinen gut steuerbaren Gewichtsverlust.

Bei einer Diät-orientierten Gewichtsreduktion sollte jedoch auf folgende Punkte geachtet werden:

1. Keine forcierte, zu schnelle Gewichtsabnahme durch Null-Diäten oder ähnliches:
Rasch verlorene Kilos beruhen vor allem innerhalb der ersten Tage mehr auf einem Verlust an Wasser als auf einer Abnahme der Fettspeicher. In den ersten 3 Tagen der Gewichtsreduktion macht der Wasseranteil etwa 70 Prozent, der Fett- und Eiweißanteil nur 25 Prozent bzw. 5 Prozent aus. Nach 11 bis 13 Tagen liegt dagegen der Fettanteil

bereits bei 69 Prozent, nach 21 bis 24 Tagen schließlich bei 85 Prozent.

> *Es ist demnach wichtig, daß eine Fastendiät ausreichend lange durchgeführt wird, um auch wirklich den Fettanteil zu reduzieren. Alle Diäten mit raschen Erfolgen sind wenig hilfreich!*

Vernünftig ist es, langsam und kontinuierlich seine überschüssigen Pfunde abzubauen und eine stabile Gewichtsabnahme zu erreichen. Empfohlener Richtwert für eine sinnvolle Gewichtsabnahme: Etwa 1 bis 2 kg pro Monat!

2. Tägliche Gewichtskontrolle:
Nur eine tägliche Gewichtsüberprüfung auf einer zuverlässigen Waage bewahrt vor demotivierenden Rückschlägen.

3. Abnehmen durch Kalorienreduktion, nicht durch Fehlernährung:
Viele Diäten sind einseitig auf Fette, Kohlenhydrate oder Proteine (Eiweiß) ausgerichtet. Eine ausreichende Aufnahme lebenswichtiger Vitamine und Mineralien wird vernachlässigt. Dies kann zu mehr oder weniger ausgeprägten Störungen und zu einer vitalen Gefährdung Ihrer Gesundheit führen.

Wichtig ist daher ein ausgeglichenes und vielseitiges Speise- und Getränkeangebot. Hochwertige Lebensmittel, die pro Kalorie viele Vitamine, Mineralstoffe und Spurenelemente enthalten, verringern das Risiko einer Fehlernährung und fördern eine gesunde Gewichtsabnahme. Das heißt weniger Energie, aber mehr Vitamine, Mineralstoffe und Spurenelemente. Dies ist in unserer heutigen streßgeplagten Zeit vor allem deshalb von Bedeutung, weil der Kalorienbedarf aufgrund der fortschreitenden Technisierung zunehmend geringer wird, der Bedarf an Vitaminen, Mineralstoffen und Spurenelementen hingegen gleich hoch geblieben oder sogar angestiegen ist.

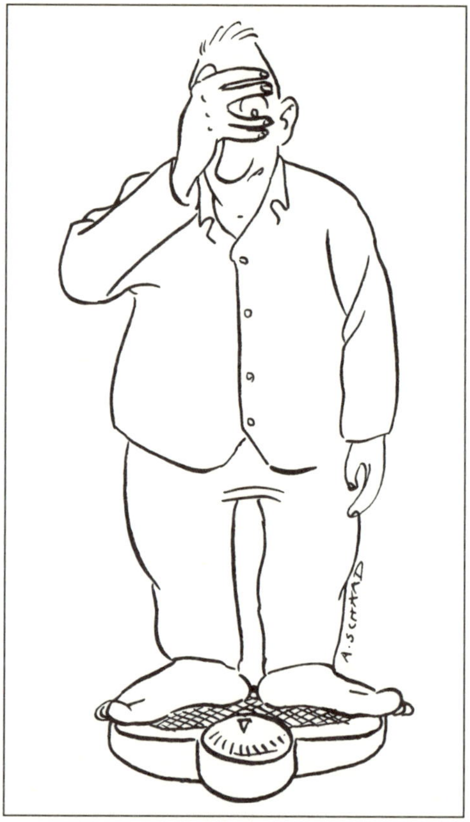

Die tägliche Gewichtskontrolle...

Beachten Sie

Bei einer vernünftigen Gewichtsreduktion müssen Sie nicht nur auf das achten, was Sie essen, sondern auch auf das, was Sie trinken.

Beispiel: Wenn Sie Durst haben, sollten Sie vorzugsweise ein hochwertiges, kalorienfreies Mineralwasser trinken und nicht auf zuckerhaltige oder alkoholische Getränke zurückgreifen. Alle Fruchtsaftgetränke haben einen mehr oder weniger hohen Zucker- und damit Kaloriengehalt. Gleiches gilt für alle koffeinhaltigen Getränke wie Spezi, Cola u.ä.

Ein Gramm Zucker beinhaltet etwa 4 kcal! Schauen Sie auf das Inhaltsetikett der verschiedenen Fruchtsaftflaschen, und Sie werden staunen, welche Menge an Zucker in einer Literflasche zu finden ist!

Alkoholische Getränke sind je nach Prozentgehalt starke Kalorienbomben: 1 Gramm Alkohol beinhaltet etwas über 9 kcal! Beispiel: In einer Flasche Wein mit 10 Prozent Alkohol (dieser Alkoholgehalt entspricht den meisten Tafelweinen) befinden sich 100 g Alkohol, was 100 x 9,3 kcal = 930 kcal entspricht. Dieser Kaloriengehalt kommt einer kompletten Mahlzeit gleich und trägt sicherlich nicht dazu bei, Ihr Gewicht zu reduzieren.

Gegen ein Gläschen Wein ist sicherlich nichts einzuwenden. Es sollte jedoch in Ihre tägliche Kalorienaufstellung miteingerechnet werden!

Beim Abnehmen ist sowohl auf eine richtige Ernährung – kalorienarm und nährstoffreich – als auch auf eine entsprechende Getränkeauswahl zu achten!

4. Abnehmen durch häufigere kleinere Mahlzeiten:
Zum Abnehmen schlecht geeignet sind wenige, meist gehaltvolle »Hauptmahlzeiten«. Sie haben den Nachteil, daß sie im Blut zu einem starken Anstieg an Nährstoffen (Zucker, Fette, Eiweiß) führen. Der Körper versucht, diese Überschüsse schnellstmöglich aufzuarbeiten. Dadurch kommt es zu einer vermehrten Einlagerung von Fett und zu einer Vergrößerung der Fettzellen.

Besser sind daher mehrere kleinere Mahlzeiten, die durch den ständigen Energiebedarf des Körpers unmittelbar umgesetzt werden.

Beachten Sie

Bei gleicher Gesamtkalorienaufnahme kann ein und derselbe Mensch abnehmen (mehrere kleinere Mahlzeiten) oder zunehmen (wenige große Hauptmahlzeiten).

Wer sein Gewicht nur durch Einschränkung des Essens reduzieren möchte, sollte sich der **Nachteile** dieser Methode bewußt sein:

1. Beim passiven Abnehmen durch eine Kalorienreduktion nimmt nicht nur das Fettgewebe, sondern auch das Muskelgewebe ab. Damit verliert der Bewegungsapparat an Kraft und Dynamik, und die Gelenksysteme sind weniger geschützt.
2. Bei einzelnen Personen kann ein ausgeprägter Blutdruckabfall auftreten, der zu Regulationsstörungen führt. Benommenheit und Schwindel beim Aufstehen sind die Folge.
3. Passives Abnehmen kann Antriebsarmut und depressive Verstimmungszustände zur Folge haben.
4. Passives Abnehmen führt nicht zu einer Aktivierung des Stoffwechsels, sondern im Gegenteil zu einer Ver-

langsamung, was sich ungünstig auf den Gesamtstoffwechsel auswirken kann.
5. Ernährungsfehler können Muskelkrämpfe und erhöhte Reizbarkeit nach sich ziehen.
6. Nach Abschluß einer forcierten »Hungerdiät« kann das Körpergewicht schnell wieder ansteigen. Je häufiger derartige Diäten angewendet werden, desto höher ist die Mißerfolgsrate. Amerikanische Langzeituntersuchungen haben gezeigt, daß die Aussteigerrate zwischen 20 und 80 Prozent liegt. Ausschließlich auf niederkaloriger Ernährung beruhende Gewichtsabnahmeversuche sind äußerst schwierig über einen längeren Zeitraum durchzuführen.
7. Durch Einschränkung der Nahrungsaufnahme kann man weder Herz-Kreislauf-Erkrankungen noch Osteoporose vorbeugen.

Erhöhung der körperlichen Aktivität

Die wichtigsten **Vorteile** einer Gewichtsreduktion durch Erhöhung der körperlichen Aktivität sind:
1. Körperliche Betätigung und sportliche Aktivitäten regen den gesamten Stoffwechsel an und führen zu einem erhöhten Kalorienverbrauch. Wie die Tabelle auf Seite 50 zeigt, hängt der Kalorienverbrauch von der jeweiligen Sportart ab.
2. Bei bewegungsbedingtem Abnehmen kommt es nicht so rasch zu einem Wiederanstieg des Gewichts wie bei Einschränkung der Nahrungszufuhr.
3. Eine Erhöhung der körperlichen Aktivität beugt auch Herz-Kreislauf-Erkrankungen und Veränderungen des Bewegungsapparates vor.
4. Körperliche Aktivität ist eine sinnvolle Freitzeitgestaltung in unserer von Bewegungsmangel gekennzeichneten Lebensweise.

Der **Hauptnachteil** einer ausschließlich auf Bewegung und Sport ausgerichteten Gewichtsreduktion besteht darin, daß durch körperliche Aktivität nur mit großem zeitlichen Aufwand ein ausreichender Kalorienverbrauch herbeigeführt werden kann. Es bedarf z.T. schon gewaltiger Anstrengungen, um die verschiedenen Mengen an Energie (Kalorien), die in »alltäglichen« Speisen und Getränken zu finden sind, wieder abzubauen. Durch 1 Stunde bzw. etwa 10 km gemütliches Laufen (Joggen) werden etwa 600 kcal verbrannt. Um 10 kg abzunehmen, müßte man etwa 1000 km – entsprechend einer Nord-Süd-Durchquerung Deutschlands – laufen. Nur die wenigsten haben die Zeit und die Lust hierzu!

Kombinierte Gewichtsreduktion

Fast alle Programme zum Abnehmen beruhen heute auf der Kombination von Nahrungseinschränkung und Steigerung des Energieverbrauchs durch vermehrte körperliche Bewegung.

Einziger Nachteil dieses Verfahrens ist der größere Zeitbedarf, der zur Ausführung der entsprechenden Bewegungsprogramme notwendig ist.

Führt man sich jedoch all die Vorteile vor Augen, dann scheint dieser Nachteil von untergeordneter Bedeutung: Jeder sollte sich diese Zeit nehmen, um selbst einen entscheidenden Beitrag für seine Gesundheit zu leisten.

Bei der Kombinationstherapie werden die **Vorteile** der bereits dargestellten Abnahmestrategien addiert. Nicht nur alle gewichtsreduzierenden, sondern auch alle gesundheitsfördernden Maßnahmen werden somit optimiert.

2. Die bereits erwähnten 1 bis 2 kg pro Monat sollten dabei als grobe Orientierungshilfe dienen.

Ziel der Trainingsempfehlung

- ☐ Gewichtsnormalisierung auf 76 kg
- ☐ Gewichtsabnahme: 14 kg in 7 Monaten = 2 kg/Monat
- ☐ Gewichtsabnahme durch Sport: 7 kg in 7 Monaten = 1 kg/Monat
- ☐ Erforderlicher Energieverbrauch durch Bewegung: 6000 kcal/Monat

Durchführung der Trainingsempfehlung

Monat	Kalorienverbrauch pro Woche (kcal)	Körperliche Aktivität pro Woche	Kalorienverbrauch (kcal)
1	1100	2 x 25 min Schwimmen	2 x 250 = 500
		2 x 1 h Spazierengehen (4 bis 5 km/h)	2 x 300 = 600
2	1200	2 x 0,5 h Schwimmen	2 x 300 = 600
		2 x 45 min Gehen/Traben im Wechsel	2 x 300 = 600
3	1300	2 x 0,5 h Schwimmen	2 x 300 = 600
		2 x 40 min langsames Joggen (ca. 5 km)	2 x 350 = 700
4	1400	1 x 1 h Schwimmen mit Pausen	500
		2 x 45 min Joggen (ca. 7,5 km)	2 x 450 = 900
5	1500	1 x 1 h Schwimmen	500
		2 x 50 min Joggen	2 x 500 = 1000
6	1600	2 x 1 h Schwimmen	500
		2 x 55 min Joggen	2 x 550 = 1100
7	1700	1 x 1 h Schwimmen	500
		2 x 1 h Joggen	2 x 600 x 1200

Abnehmprogramm für 90 kg schwere, 1,76 m große Person (nach *Rost*).

Bei der kombinierten Gewichtsreduktion sollten Sie folgendes beachten:

1. Eine stabile Gewichtsabnahme ist nur dann zu erreichen, wenn sowohl langsam als auch mit einer vernünftigen Zielsetzung abgenommen wird.
3. Die wöchentlich ins Auge gefaßte Kalorienreduzierung sollte zur einen Hälfte über die Nahrungsaufnahme, zur anderen über erhöhte körperliche Aktivität erfolgen.
4. Die Gewichtsabnahme sollte, soweit möglich, in Zusammenarbeit

mit einem Ernährungsberater erfolgen. Beachten Sie bitte die Ernährungsrichtlinien der Deutschen Gesellschaft für Ernährung (DGE).

5. Durch regelmäßige Bewegung nimmt man zwar langsam, aber dafür stabil ab: Ein täglicher Trimmtrab von 30 Minuten oder ein einstündiger Spaziergang bedeuten eine Abnahme von etwa 50 g pro Tag, gleichbedeutend mit 350 g pro Woche, 1400 g pro Monat oder 16,8 kg im Jahr.
6. Eine stetige Gewichtsabnahme ist nur durch eine stetige, regelmäßige und ganzjährig durchgeführte Bewegungs-Diät-Therapie möglich.
7. Löschen Sie Ihren Durst nach körperlicher Belastung nicht mit Bier oder mit Limonade, sondern ausschließlich mit Mineralwasser.
8. Beziehen Sie die kombinierte Gewichtsreduzierung auch mit in die Urlaubsplanung ein: Machen Sie »Aktiv-Urlaub«, gehen Sie wandern und schwimmen, und verzichten Sie auf einen rein passiven Urlaub.
9. Führen Sie ein »Abnahmeprotokoll«, z.B. in Form einer Sollwert-Tabelle, das fördert die Kontrolle und unterstützt die Motivation. Die Anschaffung einer genauen Waage und das regelmäßige Wiegen zu einem festen Zeitpunkt – am besten morgens nach dem Aufstehen – gehören genauso zum Abnahme-Programm wie Kalorienreduktion und Aktivitätssteigerung!
10. Stellen Sie sich mit Ihrem Arzt ein Abnahmeprogramm nach Ihren individuellen Wünschen und Bedürfnissen zusammen. Als Beispiel mag Ihnen der Plan auf Seite 61 dienen, der für eine Person von 90 kg Gewicht und 1,76 m Größe aufgestellt wurde.

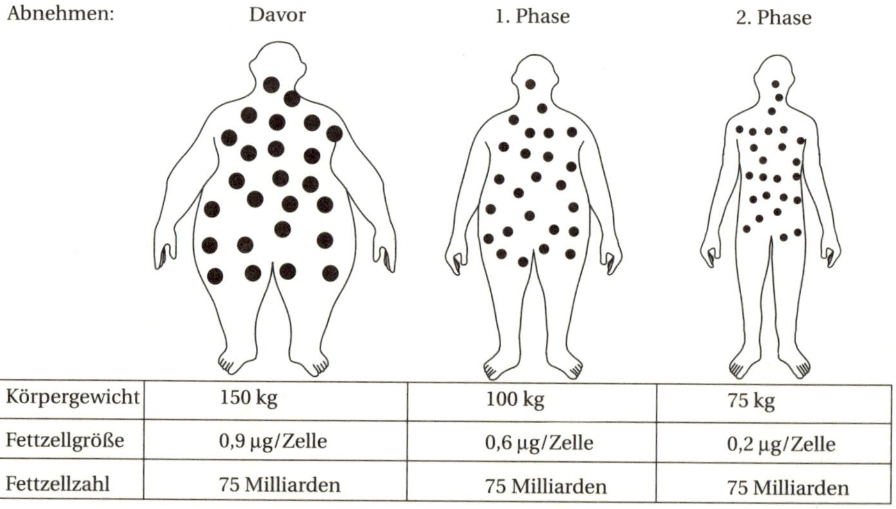

Körpergewicht	150 kg	100 kg	75 kg
Fettzellgröße	0,9 µg/Zelle	0,6 µg/Zelle	0,2 µg/Zelle
Fettzellzahl	75 Milliarden	75 Milliarden	75 Milliarden

Bei einer Gewichtsreduktion ändert sich die Größe, aber nicht die Zahl der Fettzellen (nach Angaben von *Hirsch*).

Die vorherige Abbildung zeigt, daß die Fettzellen bei einer Gewichtsreduktion – sei es diätetisch, bewegungsbedingt oder kombiniert – zwar kleiner, aber nicht weniger werden. Deshalb ist es wichtig, durch ein vernünftiges Eßverhalten unter keinen Umständen die Zahl der körpereigenen Fettzellen zu erhöhen, wie dies bei extrem übergewichtigen Personen der Fall ist; denn die Fettzellen stellen später stets eine »gute« Ausgangsbasis für ein Übergewicht dar!

Geeignete Sportarten zur Vorbeugung und Beseitigung von Übergewicht

Prinzipiell gilt: Um den Energieverbrauch zu steigern, ist jede Form von Bewegung vorteilhaft.

Nicht nur sportliche Betätigungen, sondern auch vermehrte körperliche Aktivitäten im Alltag erhöhen den Energieverbrauch und wirken damit gewichtssenkend. Im täglichen Leben sollte darauf geachtet werden, so weit wie möglich auf technische »Bewegungshilfen« zu verzichten:

- ☐ Gehen Sie zu Fuß oder nehmen Sie das Fahrrad, statt mit dem Auto zur Arbeit, zum Einkaufen oder zu einem Freund zu fahren.
- ☐ Benutzen Sie die Treppe anstelle des Aufzugs.
- ☐ Ein Spaziergang und ein gymnastisches Kurzprogramm sollten ebenso zur Tagesordnung gehören wie eine gemütliche Kaffeepause.
- ☐ Verbringen Sie Ihre Wochenenden aktiv.
- ☐ Mähen Sie Ihren Rasen zu Fuß mit einem Handrasenmäher und nicht sitzend auf einem vollautomatischen Gerät.
- ☐ Nutzen Sie jede sich bietende Bewegungsmöglichkeit bewußt aus, so bekommen Sie im Laufe des Tages ausreichend »Bewegungskalorien« zusammen.

Was geeignete Sportarten betrifft, so gilt bei Übergewicht im Prinzip das gleiche wie bei allen übrigen Risikofaktoren für Herz-Kreislauf-Erkrankungen. Ideal für den Übergewichtigen sind Ausdauersportarten, denn sie beanspruchen – mit geringer Intensität und über einen längeren Zeitraum durchgeführt – in besonderem Maße den Fettstoffwechsel. Sie führen damit zu einer Verringerung der überschüssigen Pfunde (Fettreserven).

Besonderheiten für den Übergewichtigen: Beginnen Sie mit solchen Sportarten, bei denen Sie Ihr Körpergewicht nicht oder nur zum Teil selbst tragen müssen. Viele Sportarten belasten nämlich die Gelenke sehr stark; so treten z.B. bei bestimmten »gewichtstragenden« Sportarten folgende Kräfte auf (KG = Körpergewicht):

☐ Langsames Gehen	1,19 x KG
☐ Schnelles Gehen	1,49 x KG
☐ Joggen	1,5–1,75 x KG
☐ Laufen am Platz	2,79 x KG
☐ Laufen	3–5 x KG

Je nach Geschwindigkeit sind die Belastungen zum Teil erheblich. Sie wirken vor allem auf die Gelenke der unteren Extremitäten ein, wodurch Arthrosen entstehen oder sich verschlimmern können.

Als »nicht körpergewichtstragende« Einstiegs-Sportarten eignen sich vor allem Schwimmen – hierbei wiegt der

Körper nur noch ein Zehntel seines Gewichtes an Land –, Radfahren, Kajak oder Rudern. Auch Skilanglauf ist aufgrund seiner geringen Stoßkräfte für ein derartiges Ausdauertraining sehr zu empfehlen.

Bestehen keine orthopädischen Probleme, dann können selbstverständlich alle gewünschten Sportarten ihren Beitrag zur Gewichtsreduktion leisten. Wichtig ist, daß sie regelmäßig und an die jeweilige Belastbarkeit angepaßt durchgeführt werden.

Als besonders günstig haben sich das sogenannte »Walking« und seine verschiedenen Varianten erwiesen. Sie ermöglichen je nach Leistungsfähigkeit und individuellem Geschmack, die Belastung entsprechend zu wählen und zu steigern.

Walking

Walking ist in den USA schon seit längerer Zeit eine Massensportart. Die Anzahl der Walker, die mehrmals wöchentlich 6,5 km pro Stunde zurücklegt, wird auf etwa 100 Millionen geschätzt.

Die wörtliche Übersetzung des englischen Wortes »walking« bedeutet zunächst nur »Gehen«. Beim Walking als eine gesundheitsfördernde Sportart handelt es sich jedoch nicht um die alltägliche unbewußte Fortbewegungsart des Menschen, sondern um ein bewußtes, zügiges und flottes Gehen, eben um eine Ausdauersportart. An die Walking-Bewegung lehnen sich weitere Varianten an.

Walking ist eine »sanfte«, aber dennoch effektive Sportart, um die Gesundheit zu fördern. Walking ist forciertes Gehen mit Einsatz der Arme, aber ohne das typische »Hüftwackeln« der Wettkampfsportart »Gehen«.

Walking stellt in seiner Grundform die ideale Ausdauersportart für Senioren, Risikopersonen, Sportanfänger, Wiederbeginner, Rehabilitanten und natürlich übergewichtige Personen dar.

Gerade für den älteren und übergewichtigen Menschen kommt es nicht auf die Intensität der körperlichen Aktivität an, sondern auf den Umfang. Andere Ausdauersportarten, wie z.B. das Jogging, können den Bewegungs- und Halteapparat gefährden oder schädigen. Gleichzeitig kann durch extreme Belastungen das Herz-Kreislauf-System überfordert werden.

Vor allem Sportanfänger oder Übergewichtige lassen sich oftmals von den zu hohen Anstrengungen anderer Ausdauersportarten abschrecken. Sie brechen ihre körperliche Betätigung bei Sportarten, die für sie eine zu hohe subjektive Belastung darstellen, schon bald wieder ab. Aus diesem Grunde bietet Walking dem Übergewichtigen eine Einstiegsmöglichkeit für spätere Aktivitäten, die ihn nicht zu schnell überfordert.

Die verschiedenen Varianten des Walkings eröffnen jedem die Möglichkeit, sich individuelle Ziele zu setzen bzw. seine Belastung auf die Art und Weise zu steigern, die seinem Trainingszustand entspricht.

Body-Walking

Bei dieser Art des Walkings wird verstärkt auf die bewußte Wahrnehmung der Umwelt Wert gelegt, auf ein meditatives Erleben der gleichförmigen Bewegung. Optimal ist eine Geschwin-

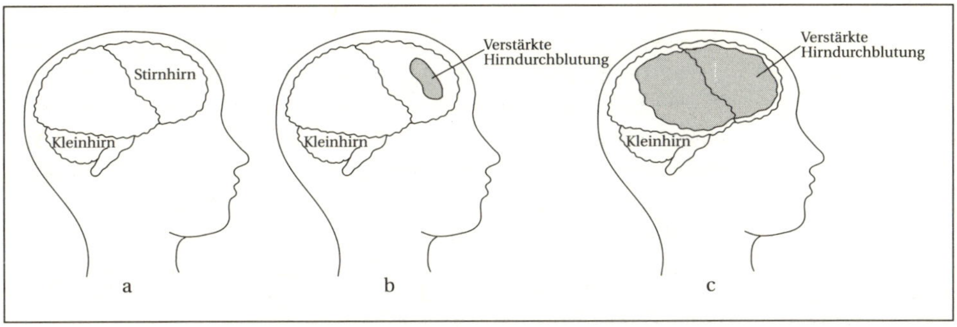

Hirndurchblutung in Ruhe (a), bei der Vorstellung einer Bewegung (b) und bei Ablauf einer Bewegung (c).

digkeit, die gleichmäßig im altersgemäßen Herzfrequenzbereich bleibt. Aufgrund der hohen Sauerstoffversorgung des Gehirns bei moderater Bewegung sollen dem Body-Walker erhöhte Gedankenleistungen gelingen. Durch körperliche Belastungen wird das Gehirn – es stellt sowieso das bestdurchblutete Organ des Menschen dar – noch mehr durchblutet, es ist damit für »Gehirnjogging« besonders gut geeignet.

Dabei wird also nicht nur der Körper, sondern auch der Geist trainiert.

Wogging

Beim Wogging handelt es sich um eine Walking-Variante, bei der mit Hilfe von Gewichten (z.B. Gewichtsbänder an den Unterarmen) die Belastung gesteigert wird. Dies soll zu einer vermehrten Herz-Kreislauf-Auslastung führen und zusätzlich die Oberkörper-, Schulter- und Armmuskulatur trainieren. Wogging stellt eine Steigerung des Walkings dar. Aus diesem Grunde sollten Sie Wogging erst dann praktiziern, wenn ein entsprechend guter Trainingszustand vorliegt.

Power-Walking

Eine sehr belastungsintensive Variante des Walkings ist das sogenannte Power-Walking; es handelt sich um ein besonders kraftvolles und zügiges Gehen. Ohne zusätzliche Belastungselemente (Geländeanstieg, Gewichte etc.) erhält der Power-Walker seinen Belastungsreiz in erster Linie durch die erhöhte Geschwindigkeit, die sich auf mindestens 6 km pro Stunde und eine Herzfrequenz von mindestens 140 Schläge pro Minute beläuft.

Hill-Walking

Darunter ist zunächst nichts weiter als Bergaufgehen zu verstehen. Anders als beim Bergwandern überwiegt jedoch der sportliche Aspekt, d.h., auch hierbei wird eine schnellere Gangart gewählt, die in Verbindung mit der zusätzlichen Steigung eine nicht unerhebliche Belastung für den Kreislauf darstellt.

Race-Walking

Unter dieser extremsten Variante des Walkings wird ein Gehen mit maximaler Geschwindigkeit verstanden. Es eignet sich daher nur für hochgradig belastbare und herzkreislaufgesunde Personen, die aufgrund des schonenderen Bewegungsablaufes des Walkings ein Joggen oder gar forciertes Tempolaufen ablehnen. Hierbei wird der höchste Energieverbrauch erzielt!

Zwei wichtige Grundsätze zur Durchführung eines Ausdauertrainings für Übergewichtige:

1. Da ein großes Übergewicht für sich allein schon eine erhebliche Belastung für Herz und Kreislauf darstellt, sollte ein sportliches Trainingsprogramm mit sehr geringen Belastungen beginnen, z.B. täglichen Radtouren oder Spaziergängen. Im Laufe der Zeit, mit ansteigender Form und Belastbarkeit, können sie nach und nach erhöht werden. Sprunghafte Steigerungen und übertriebenes Sporttreiben sollten Sie vermeiden. Ein allmählicher und in kleinen Schritten vollzogener Belastungsaufbau erweist sich langfristig als der bessere Weg.
2. Bevor gelaufen bzw. gejoggt wird, sollten Sie gehen oder »Walking« mit seinen verschiedenen Belastungsdifferenzierungen betreiben. Erst wenn diese Belastungsstufe problemlos gemeistert wird, sollte über die Kombination Gehen–Laufen allmählich zum Laufen über einen längeren Zeitraum gewechselt werden, da hierbei in relativ kurzer Zeit ein großer Energieverbrauch erzielt werden kann.

Generell gilt: Für den Kalorienverbrauch ist es völlig ohne Bedeutung, ob Energie in Form eines 3 km langen Trimmtrabes oder eines 3 km langen Spazierganges verbraucht wird; beim Joggen dauert die sportliche Aktivität nur knapp 20 Minuten, beim Spazierengehen eben die doppelte Zeit oder noch mehr. Das Ergebnis ist jedoch aus energetischer Sicht das gleiche!

Zusammenfassend läßt sich feststellen, daß nur die Kombination aus Nahrungsreduktion und ausreichender sportlicher Aktivität zu einer deutlichen Gewichtsreduktion führt, die auch langfristig stabil bleibt.

Diabetes mellitus (Zuckerkrankheit)

Was versteht man unter Diabetes?

Bei **Diabetes** liegt eine **Verwertungsstörung der Kohlenhydrate** im Körper vor. Kohlenhydrate sind alle möglichen Arten von Einfach- und Mehrfachzuckern in unserer Nahrungskette. Damit die mit der Nahrung aufgenommenen Zucker in die Zelle, den Ort des Verbrauchs, gelangen können, braucht der Mensch ein spezielles Hormon, das Insulin.

Das Insulin wird in der Bauchspeicheldrüse produziert und sorgt dafür, daß die Zucker die Zellwand passieren können und so für den Energiestoffwechsel im Körper zur Verfügung stehen. Insulin ist ganz entscheidend für die Regulierung des Blutzuckerspiegels und somit fast aller Stoffwechselvorgänge, da es dazu beiträgt, die Zuckerüberschüsse aus dem Blut – z.B. nach einer üppigen Mahlzeit – zu eliminieren und in die verschiedenen Zellen einzuschleusen.

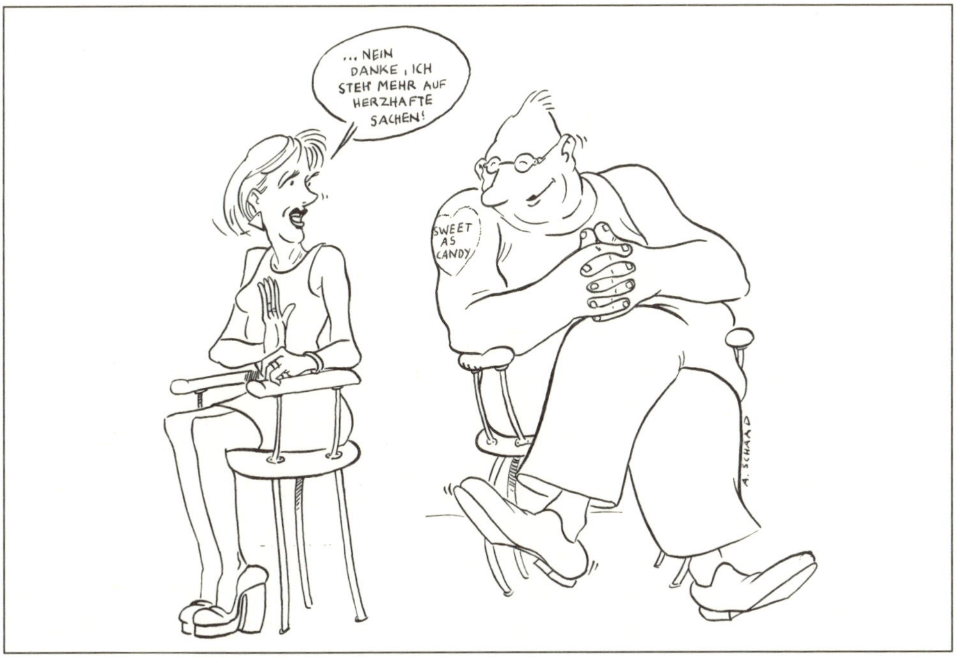
... NEIN DANKE, ICH STEH' MEHR AUF HERZHAFTE SACHEN!
SWEET AS CANDY
A. SCHAAD

Zucker ist nicht jedermanns Sache.

Man unterscheidet zwei Formen von Zuckerkrankheit, nämlich den Diabetes vom Typ I und den Diabetes vom Typ II.

Beim **Diabetes vom Typ I** – auch als juveniler (im Jugendalter auftretender) Diabetes bezeichnet – liegt häufig eine Autoimmunkrankheit vor, d.h., die Immunabwehr funktioniert nicht richtig und greift körpereigene Zellen an. Auch eine Virusinfektion im Kindes- oder Jugendalter kommt als Ursache in Frage. Beides führt zu einer Zerstörung der insulinproduzierenden Zellen der Bauchspeicheldrüse, so daß Insulin gar nicht mehr oder nur unzureichend gebildet wird. Man spricht von einem **absoluten Insulinmangel**.

Beim jugendlichen Diabetes muß ein Leben lang Insulin von außen – durch täglich mehrfaches Spritzen – zugeführt werden. Das Spritzen ist deshalb nötig, da Insulin ein Eiweiß ist und bei der Verdauung zerstört werden würde. Es kann also nicht oral (durch den Mund) aufgenommen werden.

Beim **Diabetes vom Typ II** – es handelt sich hier um den sogenannten Wohlstands- oder Altersdiabetes – wird in der Bauchspeicheldrüse meist genügend Insulin produziert, aber im Bereich der Zellen ist die Empfindlichkeit gegenüber der Insulinwirkung zu gering. Man spricht von einem **relativen Insulinmangel**.

Dieser Art der Zuckerkrankheit liegt eine erbliche Veranlagung zugrunde, die durch verschiedene Faktoren ausgelöst werden kann, hauptsächlich durch Übergewicht und Bewegungsmangel. Übergewicht stellt sich vielfach mit zunehmendem Alter ein und führt zu einer allmählichen Überforderung der Bauchspeicheldrüse. Irgendwann ist ihre Produktionskapazität überschritten, so daß nicht mehr alle Fettzellen ausreichend mit Zucker versorgt werden können, und es kommt zum Ausbruch des Diabetes.

Bewegungsmangel – meist mit Überernährung und Übergewicht verbunden – setzt die Empfindlichkeit der Zellen für Insulin herab, da aufgrund mangelnder körperlicher Aktivität die Verbrennungsleistungen der Zellen weniger in Anspruch genommen werden und damit der Stoffwechsel zunehmend träger wird.

Welche gesundheitspolitische Bedeutung hat Diabetes?

In der BRD gibt es heute etwa 4 Millionen Diabetiker. Weit über 3 Millionen davon sind Typ-II-Diabetiker, 200.000 bis 300.000 Typ-I-Diabetiker. Etwa 100.00 der Typ-I-Diabetiker sind Kinder unter 14 Jahren, weitere 10.000 sind Jugendliche unter 20 Jahren.

Neben den 2 bis 3 Prozent manifesten Blutzuckerkranken in der BRD – bei ihnen kam die Krankheit bereits zum Ausbruch – weisen etwa 10 bis 20 Prozent der Bevölkerung eine latente (verborgene) erbliche Veranlagung für Diabetes auf, was bei der heutigen Tendenz zu Überernährung und Bewegungsmangel eine besondere Gefahr beinhaltet.

Da Diabetes mit einer Vielzahl weiterer Risikofaktoren für Herz-Kreislauf-Erkrankungen eng korreliert ist, spielt er insbesondere für die Entwicklung der Arteriosklerose mit all ihren Folgekrankheiten eine wichtige Rolle. Seiner Prävention sollten Sie daher besondere Aufmerksamkeit schenken.

Wie äußert sich Diabetes?

Für das Auftreten von Zuckerkrankheit gibt es verschiedene Warnzeichen:

- ☐ Stark erhöhtes Durstgefühl
- ☐ Gehäuftes Wasserlassen
- ☐ Chronische Müdigkeit und Mattheit
- ☐ Juckreiz am ganzen Körper
- ☐ Veränderter Appetit mit Schwankungen zwischen Heißhunger und Appetitlosigkeit
- ☐ Erhöhte Infektanfälligkeit
- ☐ Häufige Kopfschmerzen
- ☐ Gelegentliche Schwindelanfälle

Liegt aufgrund dieser Warnzeichen der Verdacht auf Diabetes vor, dann sollten Sie mit einem Teststreifen, der in jeder Apotheke erhältlich ist, den Zuckergehalt Ihres Urins messen. Damit erhalten Sie einen Hinweis auf eine bereits zum Ausbruch gelangte Erkrankung. Diabetes liegt dann vor, wenn der Urin- bzw. Blutzuckerspiegel ständig erhöht ist.

Beachten Sie

Blutzuckerspiegel (nüchtern gemessen) unter 120 mg% gelten als normal. Blutzuckerspiegel, die 140 mg% überschreiten, sind nach den Empfehlungen der WHO als diabetisch einzustufen.

Liegt Diabetes vor, dann kommt es zu typischen Veränderungen des Stoffwechsels. Die Störung der Zuckerverwertung führt zu einer drastischen Reduzierung der Zuckeraufnahme in die Zelle, obwohl der Insulinspiegel stark erhöht ist. Deshalb greift der Organismus auf andere Energiequellen zurück. Er steigert die Fettverwertung, wobei vermehrt das »böse« LDL-Cholesterin gebildet und das »gute« HDL-Cholesterin gesenkt wird, was der Entwicklung einer frühzeitigen Arteriosklerose Vorschub leistet.

Aufgrund der ständig erhöhten Insulinspiegel kommt es im Fettgewebe, das wesentlich höher für Insulin empfindlich ist als die Muskulatur, und in der Leber zu einer gesteigerten Fetteinlagerung. Die Ausbildung einer Fettsucht bzw. einer Fettleber hat damit ihren Anfang genommen.

Der Zuckermangel in der Zelle führt im Zentralnervensystem zu Schädigungen der Nervenzellen und zu den für die Zuckerkrankheit charakteristischen Nervenentzündungen in Armen und Beinen.

Mit zunehmender Diabetes-Dauer entwickelt sich meist auch eine Hypertonie; bereits jeder zweite »frisch diagnostizierte« Typ-II-Diabetiker weist sie auf. Bluthochdruck kann zusammen mit anderen Risikofaktoren über das sogenannte »metabolische Syndrom« (darunter versteht man die Fettstoffwechselstörung, Gefäß-Risiko-Konstellation, Zuckerintoleranz, Übergewicht und Hypertonie) Spätkomplikationen im Bereich der Augen und Nieren verursachen.

Die chronisch erhöhten Zucker- und Fettspiegel lösen im Bereich des Auges Störungen in der Zusammensetzung des Glaskörpers und arteriosklerotische Veränderungen sowohl kleiner als auch großer Gefäße aus. Die Folge sind Durchblutungsstörungen der Netzhaut, die zu Sehstörungen, langfristig schließlich auch zu Blindheit führen können.

Der Zuckermangel schränkt auch die Abwehrzellen in ihrer Leistungsfähig-

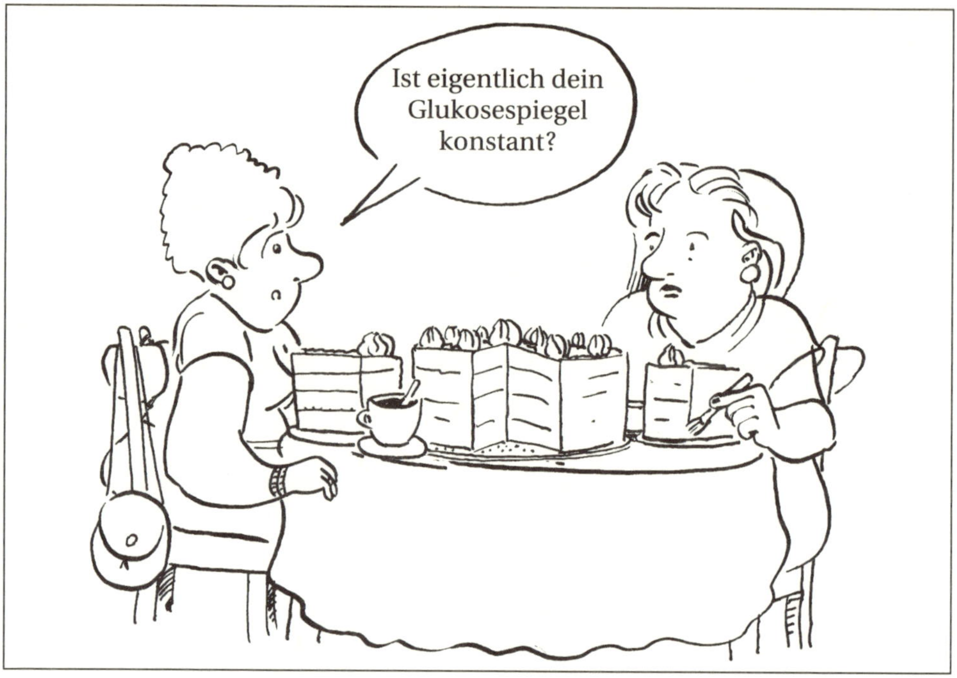

Für den Diabetiker besonders wichtig ist die richtige »Einstellung«.

keit ein. Das Immunsystem wird anfälliger, die Abwehrlage verschlechtert sich. Es kommt vermehrt zu bakteriellen Infekten der Harnwege, die dann aufsteigen und Nierenentzündungen u.ä. verursachen können.

Zuckerkranke sind auch stärker gefährdet, was koronare, das heißt die Herzkranzgefäße betreffende Herzkrankheiten betrifft. Etwa 70 Prozent der Diabetiker sterben daran. Schlaganfälle und Verschlußkrankheiten peripherer Gefäße sind bei Diabetikern ebenfalls deutlich erhöht.

Der nicht oder unzureichend behandelte Diabetes ist somit ein wichtiger Risikofaktor für die Entstehung vieler Krankheiten, insbesondere aber von Herz-Kreislauf-Erkrankungen. Vorbeugende Maßnahmen und eine frühzeitige ärztliche Behandlung sind daher von immenser Bedeutung.

Wie läßt sich Diabetes optimal beeinflussen?

Bei bereits bestehendem Diabetes kann eine gute Behandlung alle Folgekomplikationen weitestgehend vermeiden und dadurch ein fast völlig normales Leben ermöglichen.

Wichtig ist dabei, daß ein Diabetiker nicht nur bezüglich der täglichen Insulingaben gut eingestellt wird, sondern er muß auch bestimmte Verhaltensweisen beherzigen, die den Stoffwechsel normalisieren helfen.

An erster Stelle stehen dabei:
- ☐ Richtige Ernährung
- ☐ Abbau von Übergewicht
- ☐ Steigerung der körperlichen Aktivität durch Bewegung und Sport

Richtige Ernährung

Beim »richtigen Essen« ist zu unterscheiden zwischen Maßnahmen, die einem Altersdiabetes vorbeugen sollen, und den erforderlichen diätetischen Regeln, die bei bereits bestehender Zuckerkrankheit vonnöten sind.

Wichtig ist in beiden Fällen, Übergewicht zu vermeiden und auf einen gesunden Ausgleich zwischen Energiebedarf und Energiezufuhr zu achten.

Dabei sollte der Diabetiker alle Nahrungsmittel vermeiden, die schnell über die Mundschleimhaut oder den Magen-Darm-Trakt aufgenommen werden und zu einem raschen Blutzuckeranstieg führen. Hüten Sie sich vor Süßigkeiten wie Schokolade und Kuchen oder Süßspeisen mit hohen Zuckeranteilen, aber auch vor alkoholischen Getränken, vor allem als Liköre. Bevorzugen Sie Nahrungsmittel mit Kohlenhydraten, die langsam resorbiert werden, wie z.B. die Mehrfachzucker von Obst, Müsli oder Vollkornbrot.

Wichtig ist auch, daß nicht wenige große, sondern viele kleine Mahlzeiten eingenommen werden, also besser 6 bis 7 kleine Mahlzeiten über den ganzen Tag verteilt als die 3 Hauptmahlzei-

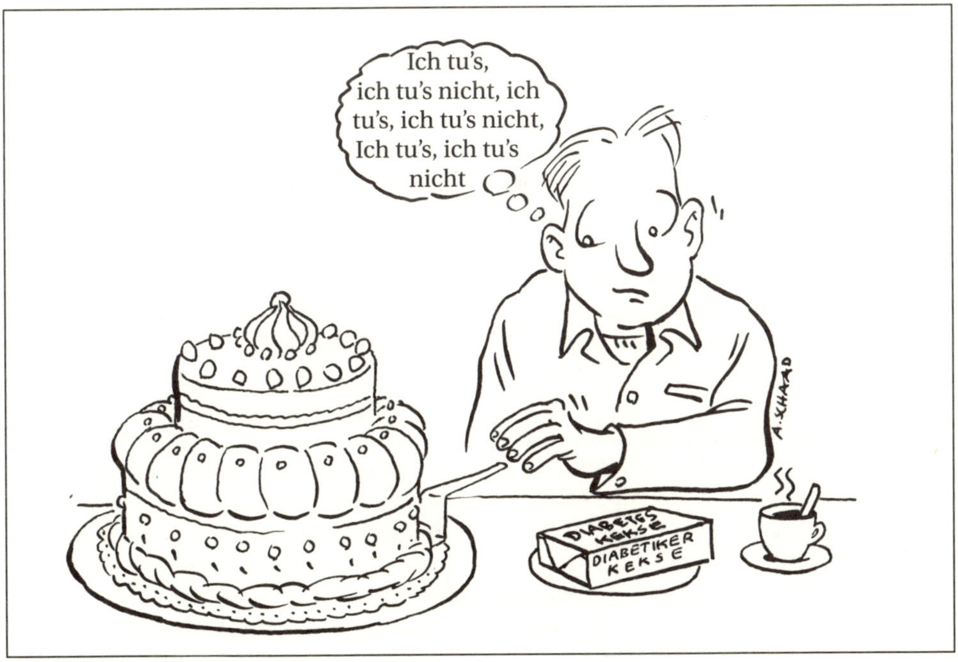
Ich tu's, ich tu's nicht, ich tu's, ich tu's nicht, Ich tu's, ich tu's nicht
A. SCHAAD
DIABETES KEKSE
DIABETIKER KEKSE

Bestimmte Nahrungsmittel sind für den Diabetiker nicht zu empfehlen.

ten, die im allgemeinen bei uns üblich sind.

Ausreichend Bewegung und Sport

Während beim Typ-I-Diabetiker in jedem Fall das fehlende Insulin durch Spritzen ersetzt werden muß, ist beim Altersdiabetiker oft schon mit allgemeinen Maßnahmen wie Gewichtsabnahme und mehr Bewegung eine Normalisierung des Stoffwechsels zu erreichen. Schon 2 bis 3 kg Gewichtsverlust machen sich hier deutlich bemerkbar.

Bei den Wirkungen körperlicher Aktivität auf den Muskelstoffwechsel unterscheidet man akute und chronische Effekte.

Akute Effekte körperlicher Aktivität

Muskelarbeit wirkt sich auf den Glukosestoffwechsel in zweierlei Hinsicht aus: die Zelle wird zur Aufnahme von Glukose aus dem Blut stimuliert und erhöht den Verbrauch ihrer Zuckervorräte.

Die körperliche Aktivität erhöht demnach die Durchlässigkeit der Zellmembran für Zucker und senkt damit den Blutzucker. Unter Belastung genügen bereits geringe, für den ruhenden Muskel ineffektive Mengen an Insulin, um die Glukoseaufnahme im arbeitenden Muskel zu erhöhen.

Beachten Sie: Beim Typ-I-Diabetiker geht die normalerweise automatisch vom Organismus vollzogene Feinabstimmung zwischen Insulinbedarf und Insulinausschüttung verloren, da das Insulin gespritzt wird. Die Regulierung ist daher von der äußeren Zufuhr abhängig. Bei körperlicher und sportlicher Belastung wird die Insulinausscheidung von der Bauchspeicheldrüse stark gedrosselt bzw. gestoppt, weil bei physischer Aktivität bereits geringste Mengen ausreichen, um den Zucker aus dem Blut in die Zelle eintreten zu lassen. Unsachgemäß vorbereitete, zu intensive oder zu lange körperliche Aktivitäten bergen die Gefahr einer **Unterzuckerung** (Hypoglykämie), die unter allen Umständen vermieden werden muß, da sie zu Krampfanfällen, Bewußtlosigkeit und langfristig zu Hirnschädigungen führen kann.

Warnsignale für eine Unterzuckerung sind:

- ☐ Heißhunger
- ☐ Müdigkeit und Konzentrationsmangel
- ☐ Zittern der Hände
- ☐ Schweißausbruch
- ☐ Unruhe und Nervosität bei gleichzeitiger Müdigkeit
- ☐ Aggressivität
- ☐ Seh- und Sprachstörungen
- ☐ Herzklopfen

> *Bereits mit einer geringen Menge Zucker kann diese Unterzuckerung behoben werden. Deshalb sollte jeder Diabetiker stets ein entsprechendes »Notfallset« mit sich tragen, das nicht nur Insulin, sondern auch Traubenzucker enthält.*

Durch körperliche Aktivität kann jedoch nicht nur eine Unterzuckerung, sondern auch eine **Überzuckerung** (Hyperglykämie) ausgelöst werden. Dies tritt dann ein, wenn dem diabetischen Sportler kein Insulin für die Zuckeraufnahme in die Zelle zur Verfügung steht. In diesem Falle verwertet der Organismus vor allem Fettsäuren zur Energiegewinnung. Der Zucker, der bei Belastung automatisch von der Leber freigesetzt wird – die Leber ist die entscheidende Instanz zur Regulierung des Blutzuckers –, steigt dadurch zunehmend an. Gleichzeitig kommt es aufgrund der vermehrten Fettverwertung zu einem Anstieg von Ketonkörpern, Abbauprodukten des Fettstoffwechsels, die zu einer sogenannten Ketose führen können. Überzuckerung und Ketose können ein Koma, eine tiefe Bewußtlosigkeit mit erhöhter Lebensgefahr, hervorrufen.

Beachten Sie: Unter körperlicher Belastung fällt der Blutzucker bei Diabetikern normalerweise stärker ab als bei Stoffwechselgesunden. Besteht jedoch vor Belastungsbeginn bereits eine Überzuckerung, ist die Gefahr einer Ketoazidose oder eines Überzuckerungskomas sehr groß; denn aufgrund der Belastung wird weiterer Zucker aus der Leber freigesetzt und ein erneuter Zuckeranstieg ausgelöst.

Also gilt

Ist der Blutzucker über 350 mg%, dann kommt eine körperliche Belastung zur Blutzuckersenkung nicht in Frage. Erst wenn sich der Zucker durch Insulingabe oder andere medikamentöse Maßnahmen wieder im Normbereich befindet, können Sie an die Aufnahme körperlicher Aktivitäten denken.

Chronische Effekte körperlicher Aktivität

Sowohl beim Typ-I- als auch beim Typ-II-Diabetiker kann der Blutzucker durch regelmäßigen Sport gesenkt werden, da die Insulinempfindlichkeit des Gewebes zunimmt, während die periphere Insulinresistenz abnimmt. Beim Typ-II-Diabetiker kann dadurch der Medikamentenbedarf reduziert, bisweilen sogar ganz abgesetzt werden.

Ein reibungsloser und erfolgversprechender Trainingsablauf ist jedoch nur dann möglich, wenn der sporttreibende Diabetiker die verschiedenen Auswirkungen körperlicher Belastung auf den Organismus kennt und sich der möglichen Gefahren bewußt ist. Er muß gelernt haben, Gefahrenmomente zu erkennen und ihnen mit geeigneten Maßnahmen, wenn möglich vorbeugend, entgegenzuwirken.

Welche körperlichen Aktivitäten eignen sich für den Diabetiker?

Je besser eine Sportart dosiert und kontrolliert werden kann, desto mehr eignet sie sich für den Diabetiker.

Aus diesem Grunde empfehlen sich für den Zuckerkranken vor allem Ausdauerbelastungen wie Walking, Jogging, Bergwandern, Radfahren, Schwimmen und Skilanglauf (s. auch Seite 39 u. 65).

Ausdauersportarten sind für den Zuckerkranken auch deshalb von besonderem Vorteil, weil er damit andere Risikofaktoren für die Entstehung von Herz-Kreislauf-Erkrankungen, wie z.B. erhöhte Blutfettwerte oder Bluthochdruck, wirksam bekämpfen kann.

Gut eingestellte Diabetiker können prinzipiell jede Sportart betreiben, die ihnen gefällt. Gerade für junge Menschen stellt Sport eine wichtige Freizeitgestaltungsmöglichkeit dar, die in entscheidendem Maße ihr Verständnis von Lebensqualität betrifft.

Wie die lange Liste von erfolgreichen diabetischen Teilnehmern an Olympia deutlich macht, ist sogar absoluter Hochleistungssport bei gut eingestellten und gut betreuten Zuckerkranken möglich.

Allgemein sollte man als Diabetiker jedoch darauf achten, gut dosierbare Sportarten zu betreiben. Vielfach muß der Zuckerkranke selbst seine Erfahrungen machen, wie er mit den verschiedenen Sportarten und mit unterschiedlichen Belastungsintensitäten und -umfängen eines regelmäßigen Trainings zurechtkommt.

Der Zuckerkranke sollte nicht nach dem Motto »man lernt nicht von Fall zu Fall, sondern von Unfall zu Unfall« Sport betreiben, sondern sich vornweg überlegen, wann und unter welchen Umständen er welchen Sport betreibt.

Jeder Diabetiker sollte ein sorgfältig geführtes »Trainingstagebuch« besitzen, in dem er seine Körperreaktionen kurz protokolliert. Dabei ist es wichtig, die jeweilige Ausgangssituation, die Rahmenbedingungen, die eigene Befindlichkeit und sonstige Besonderheiten zu notieren, um bei eventuellen »Entgleisungen« des Stoffwechsels eine präzise Erklärungsbasis zu haben.

Risikosportarten, wie z.B. Drachenfliegen, Tauchen, Automobilrennsport, Felsklettern, sollten im allgemeinen ganz vermieden oder nur in besonders gut überwachten Ausnahmezuständen durchgeführt werden.

Bei der Auswahl der Sportart spielt jedoch nicht nur die Einstellung des Zuckerspiegels eine entscheidende Rolle, sondern auch bereits bestehende Folgeerkrankungen sind mit von Bedeutung. Sowohl bei fortgeschrittenen Gefäßverkalkungen mit mehr oder weniger ausgeprägten Durchblutungsstörungen, vor allem im Bereich des Herzens und des Gehirns, als auch bei Veränderungen im Bereich des Augenhintergrundes sollte man Sportarten mit vitaler Gefährdung unterlassen. Unter diesem Aspekt sind vor allem schnellkraft- oder maximalkraftorientierte Sportarten gefährlich, da es dabei zu beträchtlichen Blutdruckanstiegen (s. Seite 43) und auch zu lebensbedrohenden Gefäßzerreißungen kommen kann.

Gicht

Was versteht man unter Gicht?

Gicht ist eine Störung des Eiweißstoffwechsels, und zwar eine Purinstoffwechselstörung, bei der die Harnsäurekonzentration im Blut zu hoch ist.

Während die Gicht in Zeiten von Lebensmittelknappheit praktisch nicht vorkommt, hat der Anteil der Gichtkranken seit Beginn des Wirtschaftswunders und dem damit einhergehenden Ernährungsüberangebot wieder zugenommen. Heute sind bis zu drei Prozent der Bevölkerung in den Industrienationen davon betroffen.

Die Gicht tritt selten vor dem 30. Lebensjahr auf und kommt am häufigsten zwischen dem 40. und 50. vor. Männer sind wesentlich häufiger von Gicht betroffen als Frauen, etwa im Verhältnis von 7:1.

Bei der Gicht unterscheidet man zwischen der **primären,** vererbten Form und der **sekundären** Form, die durch bestimmte Faktoren wie z.B. Erkrankungen der Nieren hervorgerufen wird. Die Harnsäure-Normalwerte im Blut sind vom Alter und Geschlecht abhängig. Als behandlungsbedürftig gelten Werte über 7 mg% (Männer) bzw. 6 mg% (Frauen).

Ursächlich werden neben den Erbfaktoren vor allem Überernährung in Verbindung mit Bewegungsmangel, erhöhter Alkoholkonsum, andere Stoffwechselerkrankungen, aber auch chronischer Streß angesehen.

Wie äußert sich Gicht?

Durch die erhöhten Harnsäurespiegel im Blut kommt es zu frühzeitigen Arterienveränderungen mit oft schwerer Verlaufsform. Zusätzliche Risikofaktoren, wie z.B. erhöhte Blutfettwerte oder Bluthochdruck, erhöhen die Gefahr einer rasch fortschreitenden Arterienverkalkung mit nachfolgendem Herzinfarkt.

Auch ohne Gichtanfall ist aufgrund der Harnsäurewerte das Risiko, eine Erkrankung der Herzkranzgefäße zu bekommen, stark erhöht. Die meisten Personen mit Purinstoffwechselstörung sterben an Herzinfarkt und Schlaganfall.

Neben den Arterienveränderungen lassen sich bei Gicht noch drei weitere typische Phänomene feststellen: Zum einen kann es bei überhöhten Harnsäurespiegeln zur Auslösung eines äußerst schmerzhaften Gichtanfalls kommen, und zwar häufig im Bereich der Großzehengrundgelenke. Zum anderen kann es über die langfristige Einlagerung von Harnsäure in die verschiedenen Gelenke oder in bestimmte Weichteilpartien des Körpers, z.B. das Ohrläppchen, zu degenerativen Gelenk- bzw. kosmetisch störenden Weichteilveränderungen kommen. Bei den Gelenken sind vor allem die Finger- und Zehengelenke betroffen. Die Gicht kann aber auch größere Gelenke befallen und damit mehr oder weniger ausgeprägte Bewegungsbehinderungen verursachen.

Wie läßt sich Gicht verhindern?

Wenn Ihre Harnsäurespiegel zu hoch sind, sollten Sie als erstes die verursachenden Risikofaktoren reduzieren:

- ☐ Senken Sie ein bestehendes Übergewicht!
- ☐ Verringern Sie Ihren Fleisch- und Wurstkonsum; insbesondere sollten Sie auf purinhaltige Nahrungsmittel (vor allem Innereien aller Art, Räucherlachs, Sardellen, Krebse, Anchovis, Bückling, Muscheln, Erdnüsse, Erbsen, Bohnen, Linsen, Steinpilze) verzichten!
- ☐ Schränken Sie Ihren Alkoholkonsum ein!
- ☐ Vermeiden Sie Streß!
- ☐ Sorgen Sie für mehr körperliche Aktivitäten und ausreichend Bewegung.

Beachten Sie

Es gibt kein Medikament ohne Nebenwirkungen. Alle Medikamente sollten nur bei unbedingter Notwendigkeit und nur in dem Maße genommen werden, wie sie benötigt werden. Alle anderen Begleitmaßnahmen sollten dazu beitragen, den Medikamentenbedarf so weit wie möglich zu senken.

Führen alle diese Maßnahmen zu keiner ausreichenden Senkung des Harnsäurespiegels, dann ist zusätzlich ein entsprechendes Medikament einzunehmen.

Geeignete Sportarten zur Vorbeugung von Gicht

Wie bei den Zucker- und Fettstoffwechselkrankheiten eignet sich auch im Falle dieser Eiweißstoffwechselerkrankung vor allem eine **Ausdauersportart,** um erhöhten Harnsäurespiegeln vorzubeugen bzw. sie wieder zu senken (s. Seite 39 und Seite 64).

Beachten Sie: Jede abrupt begonnene und übertriebene sportliche Aktivität kann den Körper überlasten und dadurch einen Gichtanfall auslösen.

Aus diesem Grunde müssen sportliche Belastungen allmählich gesteigert werden. Ausdauerbelastungen sind dabei nicht intensiv, sondern extensiv zu gestalten, d.h. mit großem Umfang und geringer Intensität, wobei natürlich der jeweilige Trainingszustand zu berücksichtigen ist.

Wenn aufgrund der Gicht bereits Gelenkveränderungen bestehen, z.B. in den Fingern, sollten Sie die Beweglichkeit der betroffenen Gelenke durch eine entsprechende Gymnastik und durch tägliches Training auf dem höchstmöglichen Niveau halten.

Streß

Was versteht man unter Streß?

*Man unterscheidet zwei Arten von Streß, nämlich den »guten« Streß (**Eustreß**) und den »schlechten« Streß, auch **Disstreß** genannt.*

Eigentlich ist Streß eine ganz »normale Sache«, die den Menschen seit Beginn seiner Existenz begleitet hat. Ähnlich wie der steinzeitliche Jäger und Sammler schüttet auch der heutige Mensch in Situationen, die eine erhöhte Leistungsfähigkeit erfordern oder Gefahr für Leib und Leben bedeuten, sogenannte Leistungs- oder Streßhormone aus. Diese Hormone – die wichtigsten werden Adrenalin und Noradrenalin genannt – kurbeln den Stoffwechsel an, erhöhen den Blutdruck und den Muskeltonus, steigern die Atem- und Herzfrequenz, kurz, sie verbessern die individuelle Leistungsfähigkeit und mobilisieren Kräfte, die zum Kampf mit dem Gegner oder zur Flucht befähigen.

Im Unterschied zur Frühzeit jedoch erfordern die heutigen Streßsituationen meist nicht mehr den vollen körperlichen Einsatz. Da der heutige Streß auch eher psychisch als physisch ist, können die Streßhormone und die für die Leistung bereitgestellten Energieträger, wie vor allem Zucker und Fette, nicht mehr in ausreichendem Maße abgebaut werden.

Dies führt dazu, daß der Organismus sich in einem chronischen Zustand der Alarmbereitschaft befindet, der langfristig krank machen kann. Inwieweit es dazu kommt, hängt von der Art des Stresses und der zugehörigen Bewältigungsstrategie ab.

Als »guter Streß« werden dabei Streßfaktoren (Stressoren) bezeichnet, die »belebenden«, »aktivierenden« Charakter haben und von der jeweiligen Person als angenehm empfunden werden, wie Erfolg, Verliebtsein, gute Nachrichten, angenehme Sinneseindrücke,Glücksgefühle freudige Naturerlebnisse etc.

Es kann sich dabei z.B. beruflich durchaus um anstrengende und hochgradig »den ganzen Mann« fordernde Aufgaben handeln. Entscheidend ist, daß sie als sinnvoll, notwendig oder hilfreich eingestuft werden.

»Schlechter«, u.U. krankmachender Streß beinhaltet Belastungen, Anstrengungen und Ärgernisse, denen ein Mensch täglich durch Lärm, Hetze, Frustrationen, Operationen, Unfälle, schwere Schicksalsschläge, Schmerz, Existenzangst, Einsamkeit, Konflikte mit dem Vorgesetzten oder dem Lebenspartner, Trauer über den Verlust des Lebenspartners oder anderer nahestehender Personen etc. ausgesetzt ist.

Es gibt demnach sowohl physischen als auch psychischen Streß. Beide wirken über prinzipiell gleiche Mechanismen, nämlich über eine verstärkte Ausschüttung von Streßhormonen, die den gesamten Organismus in den Zustand erhöhter Leistungsfähigkeit versetzen.

Nicht nur zu große (= Überforderung), sondern auch zu kleine Belastungen (= Unterforderung) können stressen. Streß in der Form zeitweiliger Anspannung ist lebensnotwendig, erst bei Überforderung und ständigen Anspannungen kann es zu Störungen im Organismus kommen.

Ob Streß als »gut« oder »schlecht« empfunden wird, hängt von verschiedenen Faktoren ab, u.a. von der subjektiven Belastungseinschätzung. So wie die Geschmäcker verschieden sind, so ist auch die individuelle Belastungsempfindung bei objektiv gleichen Stressoren nicht gleich. Je nach Persönlichkeitsstruktur werden Belastungen unterschiedlich empfunden und verschieden verarbeitet. Es gibt »streßempfindliche« Personen – sie werden auch als Persönlichkeitstyp A bezeichnet –, die bei »jeder Kleinigkeit« gleich »aus dem Häuschen« sind, und andere,

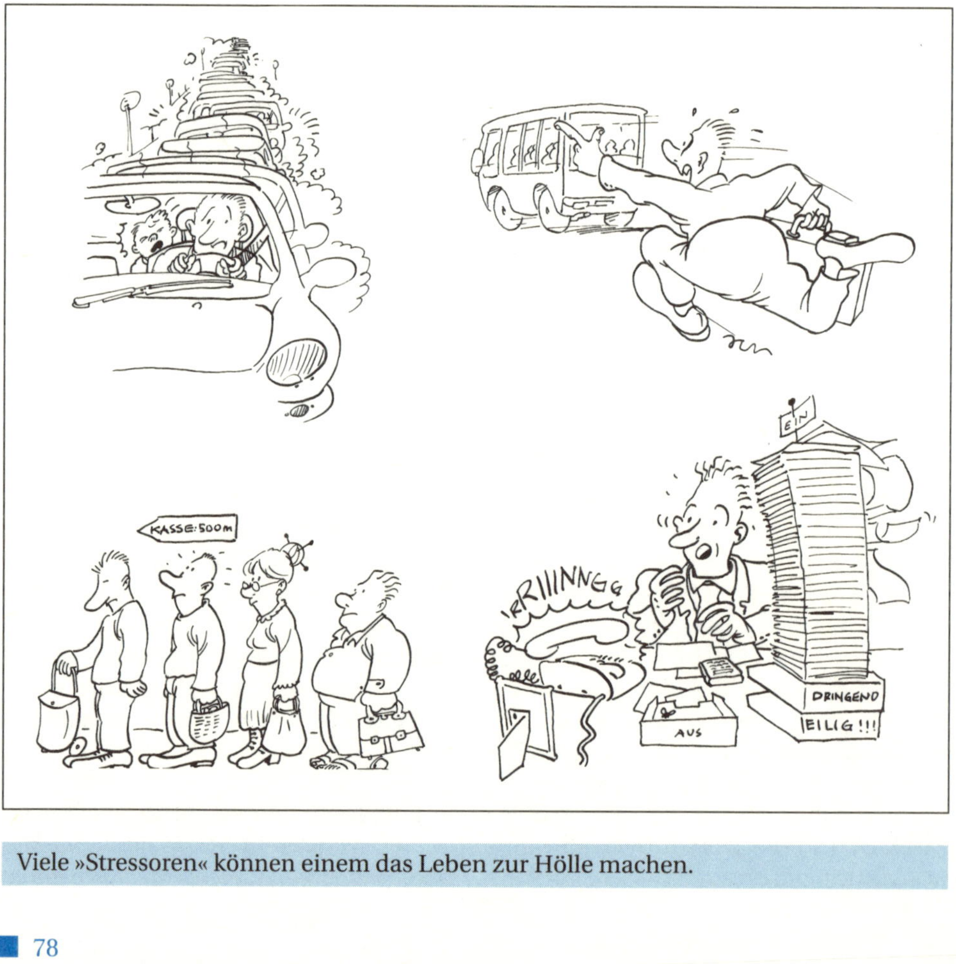

Viele »Stressoren« können einem das Leben zur Hölle machen.

»streßunempfindliche« Personen – sie gehören zum Persönlichkeitstyp B –, die »durch nichts« zu erschüttern sind.

Welche gesundheitspolitische Bedeutung hat Streß?

Nachdem chronischer psychophysischer oder psychosozialer **Disstreß** zahlreiche Körperreaktionen hervorruft, die längerfristig krankmachen (s. auch Seite 80ff.), sollten Sie sowohl im Berufs- als auch im Privatleben möglichst viele Stressoren ausschalten. Dies ist um so wichtiger, als in unserer hektischen, schnellebigen und konkurrenzbetonten Arbeitswelt fast jeder in irgendeiner Weise von diesem Phänomen betroffen ist. Gleichzeitig ist man damit Träger eines außerordentlich wichtigen Risikofaktors bei der Entstehung von Herz-Kreislauf-Erkrankungen, der überdies eine ganze Reihe weiterer Risikofaktoren negativ verstärkt und damit die Gefahr eines Herzinfarktes oder Schlaganfalles potenziert.

Die Bedeutung von Disstreß geht allein schon aus der Tatsache hervor, daß bei den Allgemeinärzten jeder zweite Patient wegen einer streßbedingten Überforderungs-Symptomatik erscheint. Die direkten und indirekten Streß-Folgekosten im Gesundheitswesen machen aus diesem Grunde einen nicht unerheblichen Teil der Gesamtbelastung aus.

Wie gesundheitsschädlich wirkt Streß?

Die Ausschüttung von Streßhormonen erfolgt als direkte Reaktion auf die verschiedenen Stressoren des Alltags. Angst, Sorge oder Ärger lösen im Zwischenhirn nervale Erregungen aus, die über den Sympathikus zu einer Aktivierung der Nebenniere führen. Das Nebennierenmark schüttet hierauf sofort die für Kampf oder Flucht erforderlichen Streßhormone Adrenalin und Noradrenalin aus. Die Atem- und Herzfrequenz erhöht sich, die gesamte Förderleistung des Herzens und der Lunge nimmt zu. In der Folge steigt der Blutdruck aufgrund der verstärkten Herzarbeit und der Engstellung der Gefäße an. Durch die Mehrarbeit der Lunge wird das Blut und in der Folge die Muskulatur besser mit Sauerstoff versorgt.

Parallel dazu bewirken die Streßhormone einen Anstieg der wichtigsten Energielieferanten, wodurch sich die Blutzucker- und Blutfettwerte erhöhen.

Der gesamte Organismus ist somit auf höchste Leistungsfähigkeit und Kampf- bzw. Fluchtbereitschaft eingestellt. Alle nicht für den »Überlebenskampf« benötigten Organsysteme werden auf Sparflamme heruntergefahren. Aus diesem Grund wird zusätzlich zur Ausschüttung von Adrenalin und Noradrenalin über die Nebennierenrinde noch ein weiteres Hormon freigesetzt, nämlich das Hydrocortison, das über den Blutweg alle Verdauungsprozesse und Sexualfunktionen ausschaltet und das Immunsystem in seiner Funktionstüchtigkeit schwächt. Alle Energie ist ungeteilt und gebündelt auf die Bewältigung der bestehenden Gefahr konzentriert.

Daneben bewirkt der »Adrenalinstoß« noch eine stark erhöhte Aufmerksamkeit: alle Sinne sind »hellwach«, alle Körperfunktionen sind mobilisiert, und es herrscht eine erhöhte Kampfbereitschaft. Parallel dazu kommt es im

Organismus zu einem schlagartigen Anstieg der Blutgerinnungsfaktoren, damit mögliche Verletzungen oder Wunden schnell verschlossen und behoben werden können.

War dieser Ablauf, diese Erhöhung der geistig-körperlichen Leistungsfähigkeit in der frühen Menschheitsgeschichte von höchstem vitalem Interesse, so ist der gleiche Mechanismus heute zu einem langfristig gesundheitsschädigenden Faktor geworden. Streßsituationen verursachen heute zwar immer noch die gleichen Körperreaktionen wie damals, jedoch haben sich die Möglichkeiten des physischen »Abreagierens« durch Kämpfen oder Fliehen im heutigen Alltagsleben drastisch reduziert – die Streßstoffe können nun nicht mehr durch körperliche Anstrengung abgebaut werden. Die bereitgestellte Energie wird nicht verwendet, der Blutzucker und die Blutfette bleiben hoch, desgleichen der Blutdruck; eine beschleunigte und damit sich frühzeitig manifestierende Gefäßverkalkung (Arteriosklerose) ist vorprogrammiert. Darüber hinaus erhöht der Anstieg der Blutgerinnungsfaktoren die Gefahr einer Thrombose und beinhaltet damit ein erhöhtes Herzinfarkt- bzw. Schlaganfallrisiko.

Neben den geschilderten Auswirkungen auf das Herz-Kreislauf-System kann Streß auch – und dies ist sicherlich für manchen überraschend – zu einer verstärkten Kariesbildung führen. Unter Streß ändert sich die Zusammensetzung des Speichels. Es entsteht ein besonders zäher Speichel, der Fäden zieht und die Transportfähigkeit herabsetzt. Dadurch wird der Mund schlechter gereinigt, Speisereste bleiben länger im Mund und tragen zur Kariesentstehung bei. Da parallel dazu auch noch der Säuregrad im Speichel ansteigt und sich gleichzeitig die den Zahn schützenden Anteile von Kalzium, Phosphor, Fluoriden und Abwehrstoffen vermindern, erhöht sich das Kariesrisiko.

Chronischer Disstreß, welcher Art auch immer, **kann** über die oben beschriebene Streßkaskade zu einer ganzen Palette von unterschiedlichsten psychophysischen, vegetativen und emotionalen Störungen führen, wie zum Beispiel:

- ☐ Herzbeschwerden
- ☐ Erhöhte Infektanfälligkeit (Schnupfen, Halskratzen, Herpesbläschen oder gar Gürtelrose)
- ☐ Kopfschmerz
- ☐ Bauchbeschwerden
- ☐ Brustschmerz
- ☐ Nervosität
- ☐ Zittrigkeit
- ☐ Appetitlosigkeit
- ☐ Verdauungsstörungen
- ☐ »Kloß-im-Hals«-Gefühl
- ☐ Schlaflosigkeit
- ☐ Depressive Zustände
- ☐ Magersucht
- ☐ Regelstörungen
- ☐ Kurzatmigkeit
- ☐ Leichte Ermüdbarkeit
- ☐ Schwindel
- ☐ Fieberhafte Zustände
- ☐ Hitzewallungen oder Frösteln
- ☐ Gefühl der Überforderung
- ☐ Reizbarkeit
- ☐ Nervöse Zuckungen
- ☐ Muskuläre Verspannungszustände

Die beschriebenen Alarmreaktionen des Körpers weisen nach der Phaseneinteilung von *Selye* drei verschiedene Krankheitsstufen der Anpassung auf:

1. Der Widerstand des Körpers, das heißt die körpereigene Immunabwehr, sinkt bei einer ausgelösten Alarmreaktion ab. Ist der Stressor zu stark, kann der Tod innerhalb weniger Stunden eintreten.
2. Der Organismus versucht, den Streß durch Erhöhung der Abwehrkräfte zu überwinden, also durch eine Art Anpassung an die Streßsituation.
3. Sind die Grenzen der Anpassung erreicht bzw. überschritten, so folgt die Phase der Erschöpfung. Die anfänglichen Alarmreaktionen tauchen wieder auf, sind aber nicht mehr rückgängig zu machen. Der Tod ist die Folge.

Nach dieser Phaseneinteilung kann eine kurze, überstarke Belastung ebenso zum Tode führen wie eine andauernde, kleine Belastung; und genau diesen chronischen »kleinen« Überlastungen ist der Mensch heute in erhöhtem Maße ausgesetzt.

Wie vermeidet man Disstreß?

Ein Patentrezept für die Vermeidung von Disstreß und seinen Folgen gibt es nicht. Die individuelle Streßverträglichkeit ist unterschiedlich groß, und die verschiedenen Stressoren wirken ganz verschieden; jeder hat seine eigene Empfindlichkeit. Dennoch lassen sich einige allgemeingültige Hinweise zur Streßbekämpfung geben.

1. Versuchen Sie sich klarzumachen, welcher Streßfaktor Sie besonders beansprucht. Gehen Sie bewußter mit ihrem persönlichen Stressor um und hinterfragen Sie Ihr eigenes Verhalten oder das Ihres »stressenden« Partners.

2. Werden Sie gelassener. Gelassenheit und Entspannungsfähigkeit nützen der Gesundheit mehr als hektischer Aktionismus. Unsere größte Kraft ist die Ruhe in uns selbst. Positives Denken ist der erste Schritt in der Streßbekämpfung, nach dem Motto von Friedrich Christoph Oetinger:
   »Gott gebe mir die Gelassenheit,
   Dinge anzunehmen,
   die ich nicht ändern kann,
   den Mut, Dinge zu ändern,
   die ich ändern kann,
   und die Weisheit, das eine von
   dem anderen zu unterscheiden.«

3. Überprüfen Sie, ob Ihre Lebensweise nicht auch dazu beiträgt, Ihre Streßempfindlichkeit zu erhöhen. Arbeit bis spät in die Nacht, übermäßiger abendlicher Fernsehkonsum, »aggressive« Beschäftigungen am Abend wie z.B. Kartenspielen (Sie können es gar nicht vertragen, daß Sie auch einmal verlieren), sind nicht dazu angetan, Sie »rechtschaffen« müde zu machen. Im Gegenteil: Wer mit Anspannung, Ärger oder ungelösten Problemen zu Bett geht, schläft schon von Haus aus schlecht ein und vielleicht auch schlecht durch. Ein guter Schlaf aber ist einer der wichtigsten Faktoren für einen effektiven Streßabbau!

4. Erlernen Sie Entspannungstechniken, die Ihrem Anspruch gerecht werden. Es spielt dabei keine Rolle, ob Sie autogenes Training, progressive Muskelrelaxation, verschiedene

Formen der Meditation, Tai Chi oder Yoga betreiben, Hauptsache ist, daß Sie zu sich selbst finden und sich der stressenden Umwelt entziehen können.

5. Legen Sie sich ein Hobby zu, das Sie aus- und erfüllt.

6. Hören Sie entspannende Musik! Man weiß aus der Forschung, daß Musik, die subjektiv als entspannend empfunden wird, zu einer beträchtlichen Senkung der Streßhormone Adrenalin und Noradrenalin sowie des Cortisols führen kann. Besonders zu empfehlen sind hierbei ruhige, entspannende oder zur Meditation anregende Stücke. Aufputschende Musik hingegen kann die Streßsymptomatik noch verstärken.

und vor allem:

7. Bewegen Sie sich mehr oder betreiben Sie eine Sportart, die Ihnen Spaß macht!

Geeignete Sportarten zur Streßbewältigung

Nicht jede Art von Bewegung bzw. nicht jede gewählte Sportart ist in gleicher Weise für den Streßabbau geeignet. Desgleichen bestimmt die Art und Weise, wie eine Sportart betrieben wird, entscheidend die Wirksamkeit der Streßbewältigung. Sport und Bewegung sorgen aufgrund des gesteigerten Energiebedarfs zwar prinzipiell dafür, daß erhöhte Blutzucker- und Blutfettwerte wieder gesenkt werden, können aber auch gegenteilige, der Gesundheit abträgliche Effekte erzielen.

Dies ist zum einen bei Sportarten der Fall, die mit einer hohen Konzentrationsleistung und einer mehr oder weniger starken inneren Anspannung verbunden sind. So kann es zum Beispiel bei Rückschlagspielen, wie etwa Tennis oder Tischtennis, dazu kommen, daß man sich über jeden Fehler bis »zum Schwarzwerden« ärgert, und schon ist aus dem vermeintlichen Vergnügen eine zusätzliche Belastung geworden. Je ehrgeiziger dabei die Beteiligten sind, desto ausgeprägter kann dieses Phänomen in Erscheinung treten.

Um den entspannenden Effekt von Sport ausnützen zu können, müssen Sie mit Spaß dabei sein; Sie sollten auf keinen Fall die gleichen leistungsorientierten Maßstäbe wie im Berufsleben anlegen. Zum anderen sollten Sie darauf achten, auch die richtige, subjektiv am meisten entstressende und entspannende Sportart auszuüben. Diese Auswahl muß von jedem einzelnen selbst getroffen werden, entsprechend seinem Temperament, seiner individuellen Persönlichkeitsstruktur und seinem »sportlichen Handwerkszeug«. Der eine bevorzugt Mannschaftssportarten, da er hierbei geselligen Kontakt zu anderen Personen herstellen kann; der andere ist gern einmal allein, läuft lieber durch den Wald und hängt seinen Gedanken nach. Entscheidend ist dabei sicher auch, welchen Beruf jemand ausübt. Ist die Tätigkeit monoton, wenig abwechslungsreich und arm an zwischenmenschlichen Kontakten, dann empfiehlt sich eher eine erlebnisorientierte Sportart, die in der Gruppe durchgeführt wird, z.B. eine der vielen Mannschaftssportarten, Gruppenwandern etc. Ist die Arbeit hingegen mit vielen ständig wechselnden »stressigen« Kontakten zu anderen Personen verbunden, dann empfiehlt sich eher eine Ausdauersportart, die allein und nach eigenem Gutdünken betrieben wird.

Prinzipiell gilt

Ausdauersportarten können im Grunde alle durch Streß erzeugten Alarmreaktionen – erhöhte Ausschüttung von Streßhormonen, erhöhter Blutdruck, erhöhte Blutzucker- und Blutfettwerte etc. – wieder auf ein Normalniveau absenken. Sie haben damit die höchste präventive Bedeutung aller sportlichen Aktivitäten überhaupt. Entscheidend ist jedoch auch hier, daß die Durchführung nicht als zusätzliche Belastung empfunden wird und möglichst viel Spaß macht.

Zusammenfassend läßt sich feststellen, daß Streß die verschiedensten Ursachen haben kann und je nach Persönlichkeitsstruktur und individueller Empfindlichkeit unterschiedlich wirksam wird. Genauso subjektiv erfolgt die Streßbewältigung.

Streßabbau ist über verschiedenartige Strategien erreichbar. Innerhalb dieses breiten Spektrums spielen Bewegung und Sport eine Sonderrolle. In unserer bewegungsarmen, aber psychisch sehr beanspruchenden Zeit können sie Streß so effektiv reduzieren, daß nicht nur die negativen Folgen eines veränderten Stoffwechsels kompensiert werden können; es kann auch noch optimal gegen die vielfältigen Beschwerdebilder eines chronischen Bewegungsmangels angegangen werden. Zudem bieten sportliche Aktivitäten eine sinnvolle Freizeitalternative, die allein oder im Zusammensein mit anderen ohne sonderlichen Aufwand Abwechslung und Entspannung in unseren oft angespannten Arbeitsalltag bringt.

Osteoporose

Was versteht man unter Osteoporose?

Osteoporose heißt umgangssprachlich auch »Knochenschwund«. Darunter ist ein zunehmender Verlust an Knochensubstanz zu verstehen, d.h. der Mineralisationsgrad des Knochens nimmt ab. Dabei wird die Knochenrinde dünner und die Struktur der Knochenbälkchen schwächer.

Welche gesundheitspolitische Bedeutung hat Osteoporose?

Bereits heute sind in Deutschland etwa 6 bis 7 Millionen Menschen an Osteoporose erkrankt. Allein die jährlichen Kosten für osteoporosebedingte Knochenbrüche betragen in der BRD jährlich etwa 2 Milliarden DM. 12 Prozent der 50- bis 70jährigen und 46 Prozent der über 70jährigen leiden in der BRD und in den USA an Osteoporose. Betroffen sind vor allem Frauen nach dem Eintreten der Wechseljahre. Eine entscheidende Rolle kommt dabei dem Östrogensturz im Klimakterium zu.
Die Zahl der jährlichen Neuerkrankungen beträgt circa 50000. Sie wird aufgrund der Veränderung in der Altersstruktur weiter steigen, wenn nicht ausreichende vorbeugende Maßnahmen ergriffen werden. Eine unbehandelte Osteoporose führt zur Pflegebedürftigkeit und damit zu einer Belastung unseres Gesundheitswesens.

Wie äußert sich Osteoporose?

Bei Osteoporose kommt es zu strukturellen Umbauten im Knochen. Er wird weniger belastbar und bricht leichter. Die Wirbelsäule sinkt im Laufe der Jahre immer mehr zusammen. Der Patient wird kleiner, hat Schmerzen durch Muskelverspannungen und auch durch Überlastungen von Gelenken und Bändern.

Besonders die Wirbelsäule ist mit zunehmendem Alter durch Osteoporose gefährdet. Durch den allmählichen Zusammenbruch von einzelnen oder mehreren Brustwirbelkörpern – es handelt sich um sogenannte Kompressionsfrakturen – kommt es zu einem Rundrücken und damit zur Abnahme der Körperhöhe.

Bisweilen spürt man beim Bücken, beim morgendlichen Aufstehen, beim Heben eines Bierkastens oder gar nur anläßlich eines kräftigen Hustenstoßes einen stechenden Schmerz im Bereich der Wirbelsäule. Diesem Schmerz, der vielfach als eine Art »Hexenschuß« empfunden wird, kann der Bruch eines Wirbelkörpers zugrunde liegen.

Wie entsteht Osteoporose?

Bewegungsmangel

Obwohl viele unterschiedliche Faktoren an der Entstehung einer Osteo-

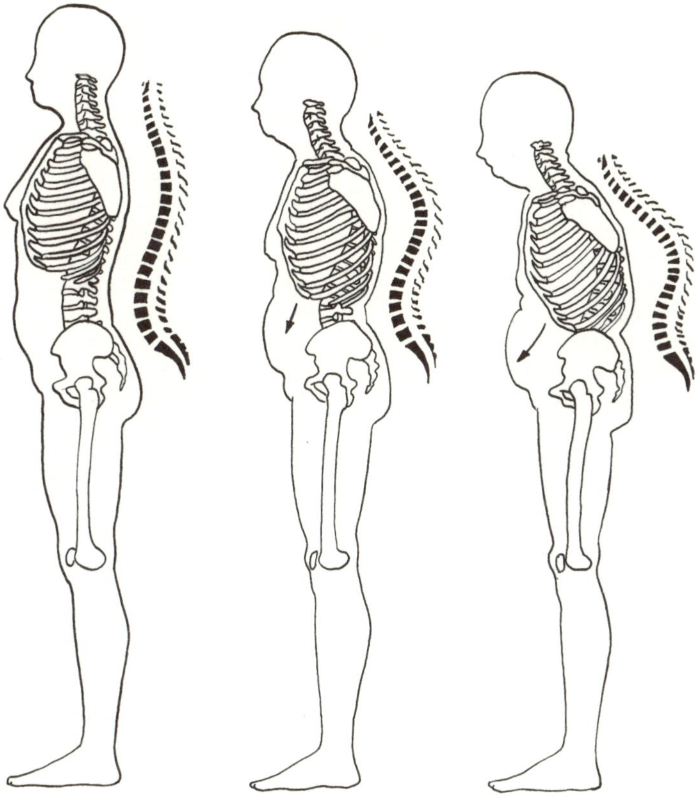

Der Einfluß von Osteoporose auf die Form der Wirbelsäule ist als »Witwenbuckel« im Volksmund bekannt (verändert nach *Niethardt/Pfeil*).

porose beteiligt sein können, ist es vor allem chronischer **Bewegungsmangel,** der ursächlich im Vordergrund steht.

Demnach erkranken vor allem bewegungsarme Menschen an Osteoporose, die im Beruf sehr lange sitzen und sich oft auch in der Freizeit passiv verhalten. Ein »Sitzberuf« erhöht das spätere Hüftbruchrisiko um das 3- bis 6fache. Lebenslang körperlich aktive Personen weisen hingegen keinen vergleichbaren Knochenschwund auf.

Weitere **Risikofaktoren** sind:

Ungenügende Kalziumzufuhr über die Nahrung

Täglich sollten Sie 1000 bis 1200 mg Kalzium über die Nahrung aufnehmen (entsprechend einer täglichen Milchration von etwa 1 bis 1,5 Litern oder einem Verzehr von etwa 100 Gramm Emmentaler-Käse). Im Schnitt werden in der BRD täglich aber nur 700 bis 800 mg aufgenommen.

Kalziumreiche Nahrungsmittel sind beispielsweise:	
1 Liter Milch (jede Sorte):	1300 mg Kalzium
1 Liter Buttermilch:	1100 mg Kalzium
100 Gramm Edamer:	etwa 750 mg Kalzium
100 Gramm Emmentaler:	etwa 1200 mg Kalzium
100 Gramm Parmesan:	etwa 1300 mg Kalzium
100 Gramm Weichkäse:	etwa 700 mg Kalzium
100 Gramm Magerquark:	etwa 90 mg Kalzium
100 Gramm Joghurt:	etwa 150 mg Kalzium
100 Gramm Grünkohl:	etwa 180 mg Kalzium
100 Gramm Broccoli/Fenchel:	etwa 100 mg Kalzium
100 Gramm frischer Spinat	etwa 975 mg Kalzium
100 Gramm Tiefkühlspinat:	etwa 105 mg Kalzium
100 Gramm Endiviensalat:	etwa 100 mg Kalzium

Rauchen

Personen, die überdurchschnittlich viel rauchen, sind auch durch Osteoporose gefährdet. Sie verlieren doppelt so viel Knochenmasse wie Nichtraucher, wobei eine enge Beziehung zur Zahl der gerauchten Zigaretten besteht.

Alkoholmißbrauch

Ähnlich wie übermäßiges Rauchen führt auch überhöhter Alkoholgenuß zu einer gesteigerten Entmineralisierung. Wenn Sie regelmäßig größere Alkoholmengen zu sich nehmen – mehr als das durchaus zulässige abendliche Gläschen Wein – schädigen Sie Ihren Leberstoffwechsel: Das für die Kalziumaufnahme aus dem Darm wichtige Vitamin D in der Haut kann nicht mehr ausreichend gebildet werden.

Dies führt langfristig zu einer unzureichenden Kalziumaufnahme und damit zu einem ungenügenden Kalziumeinbau in den Knochen. Die Folge ist eine sich schleichend entwickelnde Osteoporose.

Zu hoher Kaffeekonsum

Ein übermäßiger Kaffeekonsum – mehr als 4 Tassen täglich – behindert den Knochenaufbau und führt auf die Dauer zu einem beschleunigten Knochenschwund.

Hoher Phosphatgehalt in der Nahrung

Phosphat ist zwar ebenfalls wichtig für den Knochenaufbau, aber gleichzeitig ein bedeutender Gegenspieler des Kalziums. Ein zu hoher Phosphatgehalt im Körper, z.B. durch überhöhte Eiweißaufnahme (Fleisch- und Wurstkonsum), durch Getränke mit einem hohen Phosphatgehalt (wie z.B. Coca Cola) oder durch einen vermehrten Schokoladenkonsum, hemmt die Kalziumaufnahme und führt zu einem allmählichen Mineralienschwund.

Untergewicht

Bei Untergewichtigen läßt sich gehäuft eine Osteoporose im Alter feststellen. Dies gilt nicht nur für Patienten mit Magersucht, sondern auch für überschlanke Spitzensportlerinnen. Von besonders großer Bedeutung sind hierbei die meist niedrigeren Östrogenspiegel und der damit verbundene geringere hormonelle Knochenschutz.

Übergewichtige und mollige Frauen sind in dieser Hinsicht bevorteilt, da in ihrem Fettgewebe in geringen Mengen knochenschützendes Östrogen gebildet wird. Mollige Frauen sind daher auch weniger osteoporosegefährdet als schlanke. Zu starkes Übergewicht birgt allerdings die Gefahr in sich, daß die Gelenke aufgrund der Überlastung frühzeitig verschleißen oder daß sich degenerative Herz-Kreislauf-Erkrankungen schneller entwickeln.

Niedrige Sexualhormonspiegel

Altersbedingt kommt es zu einem allmählichen Abfall der Sexualhormone Testosteron (Männer) und Östrogen (Frauen). Damit entfällt auch die schützende Wirkung, die diese Hormone auf die Knochensubstanz ausüben. Bei der Frau ist dies insbesondere mit dem Eintritt der Wechseljahre (Menopause) der Fall.

Andere Ursachen

Übersteigertes Training, vor allem exzessives Ausdauertraining, kann zu einer hormonellen Beeinträchtigung und damit zu einem Knochenschwund durch Überlastung führen.

Auch verschiedene Erkrankungen haben zum Teil knochenschädigende Wirkungen, wie z.B. Schilddrüsenüberfunktion oder Diabetes (Zuckerkrankheit) .

Zu einem Problem können auch bestimmte Medikamente werden, die bei längerer Gabe einen für die Knochen schädlichen Einfluß ausüben, wie z.B. Cortison (oftmals bei entzündlichen Erkrankungen verwendet).

Wie kann man Osteoporose verhindern?

Ausreichende körperliche Aktivitäten

Hauptursache für einen zunehmenden Knochenschwund im Alter ist das **Fehlen von ausreichenden Bewegungsreizen.**

Wird der Knochen durch Muskelarbeit nicht genügend mechanisch belastet, dann kommt es zu schwerwiegenden Veränderungen, die zu einer verminderten Belastbarkeit und zu einer erhöhten Bruchgefährdung führen. Dies ist gerade für den älteren Menschen von Bedeutung, da im Alter jeder dritte Sturz mit einem Knochenbruch verbunden ist.

Schon *Galilei* erkannte 1683, daß zwischen Körperkraft und Knochenstärke eine direkte Beziehung besteht. Je kräftiger und muskulöser ein Mensch demnach ist, desto stärker sind auch seine Knochen entwickelt. Der Knochenbau eines Gorillas fällt aufgrund seiner gewaltigen Muskelkraft und des damit verbundenen höheren Körpergewichts im Vergleich zum Menschen bedeutend kraftvoller aus (s. Seite 88).

Bei lebenslang körperlich aktiven Personen (z.B. Bergführer) nimmt weder die Knochenmasse ab, noch kommt es zu einer sonderlichen Abnahme der Körperhöhe. So sagt z.B. der Volksmund »Jogger schrumpfen nicht«, da durch die Laufbewegungen ein Reiz auf die Wirbelsäule ausgeübt wird, der sich positiv auf Knochenwachstum und auf Erhaltung der Knochensubstanz auswirkt.

Personen, die Kraft- und Spielsportarten ausüben oder wie Sportstudenten

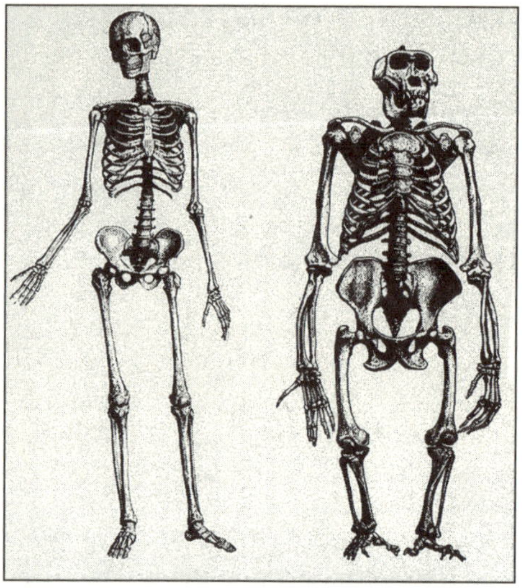

Vergleich zwischen dem Skelett eines Menschen und eines Gorillas:
Links: Skelett eines bewegungsarmen Menschen. Rechts: Skelett eines aktiven, muskelstarken Gorillas.

vielseitig trainiert sind, weisen sowohl im Bereich der Lendenwirbelsäule als auch des Oberschenkelknochens die höchsten Dichtewerte auf. Daraus wird zum einen die große Bedeutung eines kraftbetonten Trainings ersichtlich, gleichzeitig sieht man aber auch die Notwendigkeit variabler, vielseitig das gesamte Skelettsystem stimulierender Belastungsreize: Die hohen Knochendichtemassen der Spielsportler/innen und Sportstudierenden zeigen, daß den vielseitigen Kraftwirkungen (durch Sprünge, Antritte, Stops, Richtungswechsel, Drehbewegungen u.ä.) eine enorme knochenstimulierende Wirkung zukommt.

Die Auswirkungen eines allgemeinen muskulären – und damit auch knöchernen – Kräftigungstrainings hängen vor allem mit der Trainings- bzw. Übungsintensität und dem jeweiligen Trainingszustand zusammen. Auf niedrigem Leistungsniveau genügen bereits schon geringe Belastungen, um entsprechende Anpassungen im Muskel- und Knochensystem auszulösen. So konnte bei älteren und sogar sehr alten untrainierten Menschen bereits durch ein mäßig dosiertes, aber regelmäßiges Training (z. B. dreimal wöchentliche Stuhlgymnastik von jeweils 30 Minuten oder dreimal wöchentliches mildes 20minütiges Gymnastikprogramm) in vielen Fällen eine leichte Zunahme der Knochenmasse erreicht werden; bei den anderen ließ sich zumindest ein weiterer altersbedingter Knochenschwund verhindern.

Bei Frauen in den Wechseljahren – hier ist die Osteoporose aufgrund der hormonellen Veränderungen besonders ausgeprägt – konnte bereits durch ein jederzeit und allerorts durchführbares Krafttraining für die Unterarm-Muskulatur eine beachtliche Knochenmassenzunahme erzielt werden.

Training der Unterarm-Muskulatur: Nehmen Sie einen Tennisball und drücken Sie ihn zweimal täglich jeweils dreimal mit maximaler Intensität.

Da Bewegung und Sport in entsprechender Form von der Kindheit bis ins hohe Alter wesentlich am Aufbau und Erhalt der Knochen beteiligt sind, sollte es das Anliegen jedes einzelnen sein – und dies gilt sowohl für Gesunde als auch Kranke – sich täglich ausreichend zu bewegen und damit seinen Bewegungsapparat zu trainieren.

Daß die Altersosteoporose vor allem auf mangelnde Bewegung zurückzuführen ist, konnte in einer Vielzahl von Untersuchungen gezeigt werden. Am Beispiel der Wirbelsäule soll dies kurz dargestellt werden: Die Halswirbel unterliegen zeitlebens einer etwa gleichbleibenden dynamischen Beanspruchung. Wir wenden zum Sehen und Hören unseren Kopf täglich vielhundertfach in die jeweils erforderliche Richtung. Deshalb läßt sich in diesem Bereich keinerlei Knochenschwund feststellen. Dagegen zeigen die Wirbel der Brust- und Lendenwirbelsäule mit zunehmendem Alter meist einen charakteristischen Knochenschwund, da die körperliche Aktivität in diesem Bereich entsprechend abnimmt.

Jede Form von Immobilisation – sei es aufgrund einer längeren Bettlägrigkeit oder eines Gipsverbandes – führt nicht nur zu einer ausgeprägten Abnahme der Muskulatur, sondern auch zu einem bisweilen dramatischen Schwund der Knochenmasse. Im Vergleich zu einer »normalen« Altersatrophie eines bewegungsarmen Bürgers von 1 bis 2 Prozent pro Jahr kann der Verlust an Knochenmasse auf 4 bis 5 Prozent steigen.

Obwohl sich mehr Bewegung im Kindes- und Jugendalter ganz besonders günstig auf die sogenannte »Spitzenknochenmasse« auswirkt – es kann angenommen werden, daß aktivere Kinder mit einer um 5 bis 10 Prozent höheren Spitzenknochenmasse aus der Jugendzeit hervorgehen und somit die »kritische Bruchschwelle« im Erwachsenenalter erst etwa 10 Jahre später erreichen als inaktive –, muß nachdrücklich darauf hingewiesen werden, daß sich erhöhte körperliche Aktivität in jedem Lebensalter positiv auf die Knochenmasse auswirkt.

Ausreichend hohe Sexualhormonspiegel

Die weiblichen und männlichen Sexualhormone haben normalerweise eine schützende und aufbauende Wirkung auf den Knochen. Fallen sie altersbedingt oder aus anderen Gründen ab, dann leidet auch die Qualität der Knochen.

Ausreichende Kalziumzufuhr

Zum Aufbau von Knochenmasse benötigt der Körper Kalzium, das über die Nahrung aufgenommen werden muß. Mangel- bzw. Fehlernährung kann, wie bereits erwähnt, zu einem ungenügenden Kalziumangebot führen und damit einen normalen Knochenaufbau beeinträchtigen.

Fluoridgaben

Die Gabe von Fluoriden begünstigt den Aufbau von Knochenmasse, denn sie aktivieren die knochenaufbauenden Zellen (Osteoblasten). Am besten wirkt Fluorid – es kann mit fluorierten Speisesalzen, aber auch unter ärztlicher Kontrolle in Tablettenform aufgenommen werden – wenn sich die Osteoporose noch im Anfangsstadium befindet.

Beachten Sie jedoch

Nur bei normaler Dosierung wird die Knochenneubildung angeregt. Je nach Verträglichkeit sollte man in der Langzeittherapie täglich 50 mg nicht unter- und 100 mg nicht überschreiten.

Ein Zuviel schadet und macht die Knochen für Brüche anfälliger. Außerdem kann es bei Überdosierung zu akuten Schmerzen kommen, insbesondere an den Sprunggelenken oder im Wirbelsäulenbereich. Am besten wirkt eine Fluoridgabe in Kombination mit Kalzium- und Vitamin-D-Gaben.

Sonneneinstrahlung

Das Vitamin D3 findet sich beim Menschen in der Haut in einer inaktiven Vorstufe. Nur bei ausreichender UVB-Strahlung kommt es zu einer Aktivierung dieses Vitamins, was sich günstig auf die Knochenbildung auswirkt.

Insbesondere alte Menschen, die sich häufig nicht mehr ausreichend bei Sonnenlicht im Freien bewegen, leiden unter einem Vitamin-D3-Mangel, so daß eine entsprechende Substitution erforderlich wird.

Die besondere Wertigkeit eines Spaziergangs (s. Seite 63) an der frischen Luft wird hierdurch noch zusätzlich erhöht.

Prinzipiell gilt

In jedem Lebensalter führt körperliche Aktivität zu einem Knochenaufbau. Bewegung ist die entscheidende Größe innerhalb aller Osteoporose-Vorbeugungsmaßnahmen!

Körperliche Aktivitäten zur Vorbeugung von Osteoporose

Beachten Sie folgende Übungs- und Trainingsgesetzmäßigkeiten:

- ☐ Die größte Zunahme an Knochenmasse ist durch Gewichts- und Kraftbelastungen zu erwarten!
- ☐ Körperliche Belastungen wirken sich vornehmlich auf die direkt belasteten Skelettbereiche aus. Wie Untersuchungen an »Einhandsportlern« wie z.B. Tennisprofis zeigen, weist nur die Schlaghand eine um 30 Prozent erhöhte Knochenmasse auf.
- ☐ Der Knochen kann nur dann kräftig werden und bleiben, wenn Sie ein regelmäßiges, langfristiges, der jeweiligen Belastbarkeit angepaßtes Trainings- und Übungsprogramm ausführen.
- ☐ Ein übungsbedingter Zugewinn an Knochenmasse geht bei Trainingsreduzierung oder -abbruch wieder verloren.
- ☐ Für eine untrainierte Person genügen bereits geringe Belastungen, um den Knochen wieder strukturell aufzubauen oder zumindest die vorhandene Knochenmasse zu erhalten und einen weiteren Substanzverlust zu vermeiden.
- ☐ Körperliche Aktivität durch Bewegung und Sport führt in jedem Alter zu positiven Anpassungserscheinungen, und zwar gilt dies für den gesamten Organismus. Für ein entsprechendes präventives Training ist es deshalb nie zu spät! Selbst bei über 80jährigen Frauen konnte noch eine Zunahme an Knochenmasse durch Training erzielt werden!

Beachten Sie

Das Skelett spiegelt in gewisser Weise die körperliche Aktivität eines Menschen wider, es ist seine Bewegungsbiographie!

Die Verhütung einer Osteoporose stellt eine lebenslange Aufgabe dar und wird bei der zunehmenden Verschiebung der Altersstruktur von außergewöhnlicher Bedeutung sein.

> *Wichtig ist, daß eine Vorbeugung der Osteoporose zwar bereits im Kindesalter beginnen sollte, aber prinzipiell in allen Lebensphasen möglich und nötig ist.*

Dabei muß es in der Kindheit, in der Jugend und im jüngeren Erwachsenenalter das Ziel sein, eine möglichst hohe Spitzenknochenmasse auszubilden, da sie die beste Reserve für das gesamte restliche Leben darstellt.

Hauptansatzpunkte sind hier ausreichende körperliche Aktivität, eine kalziumreiche Diät (im Mittel etwa 1y000 mg Kalzium pro Tag) und das Meiden der bereits dargestellten Risikofaktoren.

Im Zeitraum vom 30. bis 70. Lebensjahr geht es darum, die in der Jugendzeit erreichte Knochenmasse zu erhalten und den alters-, aber vor allem bewegungsmangelbedingten Verlust an Knochensubstanz so gering wie möglich zu halten.

Im Alter jenseits des 70. Lebensjahres kann die Osteoporosevorbeugung ebenfalls noch wirksam durchgeführt werden. Regelmäßige und auch vielseitige körperliche Aktivitäten im Alltagsleben (wie Treppensteigen, Gartenarbeit, Spaziergänge, Wanderungen, Gymnastik in altersadäquater Form u.ä.) sind gerade in dieser Altersstufe, die im allgemeinen eher durch eine ausgeprägte Bewegungsarmut charakterisiert ist, von besonderer Bedeutung, um einen fortschreitenden Knochenschwund zu verhindern.

Keiner sorgt in diesem Sinne so gut für sich wie Sie selbst. Sehen Sie die außergewöhnliche Chance, wie Sie mit einem relativ geringen Aufwand sehr viel bewirken können!

Geeignete Sportarten

Prinzipiell gilt: Am geeignetsten sind vielseitige und variable körperliche Aktivitäten! Jeder ist seiner Knochen Glückes Schmied durch ein Mehr an täglicher Bewegung, sei es im Berufs-, Alltags- oder Freizeitleben.

Bodybuilding
Ohne daß Sie gleich die Figur eines Bodybuilders erreichen wollen oder sollen, finden Sie in dieser Sportart, ähnlich wie bei der Gymnastik, eine ideale Möglichkeit, gezielt und differenziert ihr gesamtes Muskel- und Knochensystem zu kräftigen.

Spazierengehen, Walking, Jogging, Wandern, Bergwandern
Tägliches Spazierengehen lohnt sich. Wer täglich 1,6 km geht, weist eine höhere Knochendichte auf und verliert weniger an Knochenmasse – zumindest im Bereich der Beine – als »seßhafte« Zeitgenossen. Deshalb: »Nach dem Essen sollst du ruhn und anschließend tausend Schritte tun!«

Beachten Sie folgende Hinweise für Jogging und Bergwandern:

- ☐ Beim Trimmtrab (Jogging) kann es zu einer relativ hohen Hüftbelastung kommen; im Vergleich zum Gehen beträgt sie etwa das Dreifache des Körpergewichtes. Das kann sich bei vorgeschädigten Gelenken längerfristig negativ auswirken. In diesem Fall wäre Gehen oder Radfahren günstiger!

- ☐ Beim Bergwandern ist zwar das Bergaufgehen optimal in seiner Trainingswirkung für die Knochen, beim Bergabgehen kann es jedoch aufgrund der vielen Abfang- und Stauchbewegungen zu einer Überlastung der Gelenke kommen. Unter Umständen sollte daher bergauf gelaufen, aber talwärts mit der Gondel oder dem Lift gefahren werden.

Gartenarbeit
Wie eine Vielzahl von Untersuchungen zeigt, ist regelmäßiges Arbeiten im Garten in ganz besonderem Maße zur Osteoporosevorbeugung geeignet. Gartenarbeit stellt nämlich vielfältige Anforderungen und beinhaltet ganz unterschiedliche körperliche Bewegungsabläufe. Der einzige Nachteil besteht darin, daß sie im Winterhalbjahr weitestgehend ruht.

Gymnastik, Wassergymnastik, Aerobic
Gymnastik mit ihren individuell abstufbaren Belastungsmöglichkeiten ist geradezu ideal für eine umfassende, alle Skelettbereiche betreffende Osteoporosevorbeugung! Die Übungen sollten überwiegend dynamisch durchgeführt werden, können aber auch durch isometrische Anspannungen ergänzt werden. Zu anstrengende Übungen, die meist mit Preßatmung verbunden sind, sollten Sie dabei vermeiden.

Radfahren
Radfahren schont extrem die Gelenke, stimuliert aber – über die Entlastung des Körpergewichts – das Knochenwachstum weniger als Aktivitäten, bei denen das eigene Körpergewicht selbst »getragen« werden muß. Allerdings könnte Bergauffahren o.ä. hier sicherlich Abhilfe leisten.

Schwimmen
Schwimmen ist eine sehr gesunde Sportart, die den ganzen Bewegungsapparat vielseitig beansprucht. Da der Körper aber durch den Auftrieb im Wasser nur noch etwa 10 Prozent seines Gewichtes an Land aufweist, ist diese Sportart für eine Osteoporosevorbeugung weniger geeignet, denn damit ist der wichtigste Wachstumsreiz für den Knochen, nämlich eine ausreichend starke mechanische Belastung, teilweise ausgeschaltet.

Spielsportarten
Viele kleine und große Spiele bieten eine Vielfalt an Bewegungsmöglichkeiten und Bewegungsreizen und sind daher in besonderem Maße für ein umfassendes Kräftigungstraining des Skeletts geeignet.

Allerdings kann die hohe Dynamik mancher Spiele, vor allem bei unmittelbarer Einwirkung eines Kontrahenten, auch leicht zu Verletzungen und Herz-Kreislauf-Komplikationen führen. Die alters- und belastungsadäquate Spielauswahl ist daher wichtig!

Besonders geeignet sind deshalb hauptsächlich Spiele, bei denen die Gegner getrennt sind, wie bei allen Rückschlagspielen (Volleyball, Family-Tennis, Federball, Brettspiel), oder Spielen, die mehr ein Miteinander als ein Gegeneinander beinhalten.

Tanz
Wer gerne und regelmäßig tanzen geht, kann hier sehr viel für seine Haltung und damit für seine Knochen tun. Tanzen bietet in bezug auf Intensität und Belastung ganz verschiedene Ausführungsmöglichkeiten. Denken Sie an die verschiedenen Gesellschaftstänze, die von den Standardtänzen über die

Lateinamerikanischen Tänze bis hin zum Rock 'n' Roll reichen, oder auch an die unterschiedlichen Volkstänze.

Turnen
Turnen zählt mit zu den charakteristischen Kraftsportarten. Seine vielfältigen Übungsmöglichkeiten haben einen ausgezeichneten Einfluß auf das gesamte Knochensystem. Wenn Sie Turnen gemäß Ihrem Können und Ihrem Alter betreiben, kann es die Zunahme oder den Erhalt der Knochenmasse in besonders günstiger Weise beeinflussen.

Geeignete Übungs- und Trainingsformen

Wenn man die Spezifität der Trainingsreize berücksichtigt, lassen sich die folgenden körperlichen Aktivitäten für die verschiedenen Skelettabschnitte als besonders geeignet bezeichnen:

Im Bereich der Wirbelsäule
Besonders geeignet ist eine vielseitige Gymnastik, die vor allem die Bauch- und Rückenmuskulatur, aber auch die Hüftbeuger und Hüftstrecker kräftigt. Sie kann ganz gezielt eingesetzt und überall praktiziert werden.

- □ Streckübungen für die gesamte Wirbelsäule
  Die Übungen können im Sitzen (z.B. im Rahmen einer »Stuhlgymnastik«) oder im Stehen ausgeführt werden. Dabei müssen Sie darauf achten, daß alle Wirbelsäulenteile völlig gestreckt bzw. überstreckt sind!

Übungsbeispiel: Kopf gerade halten (Blick nach vorne), mit den Händen so hoch wie möglich greifen, einige Augenblicke halten, Arme wieder zur Entspannung senken. Das ganze 8- bis 10mal wiederholen.

Übungsbeispiel: Mit den Händen am Türrahmen, an einer Stange oder an Ringen festhalten und den ganzen Körper aushängen. Hierbei wird die gesamte Rumpfmuskulatur durch Haltearbeit gekräftigt. Leichtes Hin- und Herschwingen an einer Reckstange oder im Langhang am Barren hat den gleichen Effekt.

Beachten Sie: Vermeiden Sie unbedingt Preßatmung und zu lange Haltezeiten (maximal 8 bis 10 Sekunden)! Stützen Sie sich je nach individuellem Kraftniveau zur Entlastung mit den Beinen am Boden ab.

Übungsbeispiel: Auf dem Teppich liegend in Bauch-, Seit- und Rückenlage Arme und Beine minimal vom Boden abheben.

Beachten Sie: Keine Hohlkreuzstellung in Bauchlage. Ganzkörperspannung ohne übertriebene Preßatmung. Kurze Haltezeiten (maximal 8 bis 10 Sekunden) und 6 bis 8 Wiederholungen nach individuell angepaßten kurzen Entspannungspausen.

Übungsbeispiel: Halten der Ganzkörperspannung in verschiedenen Ausgangsstellungen (s. Abb. Seite 94).

- □ Kräftigungsübungen zur Stärkung der Lendenwirbelsäule
  - Beugen Sie im Stehen den Rumpf wechselweise nach links und rechts zur Seite.
  - Heben Sie in der Seitlage die Beine leicht vom Boden ab.
  - Ziehen Sie in der Rückenlage die angehockten Knie in Richtung Kopf an.

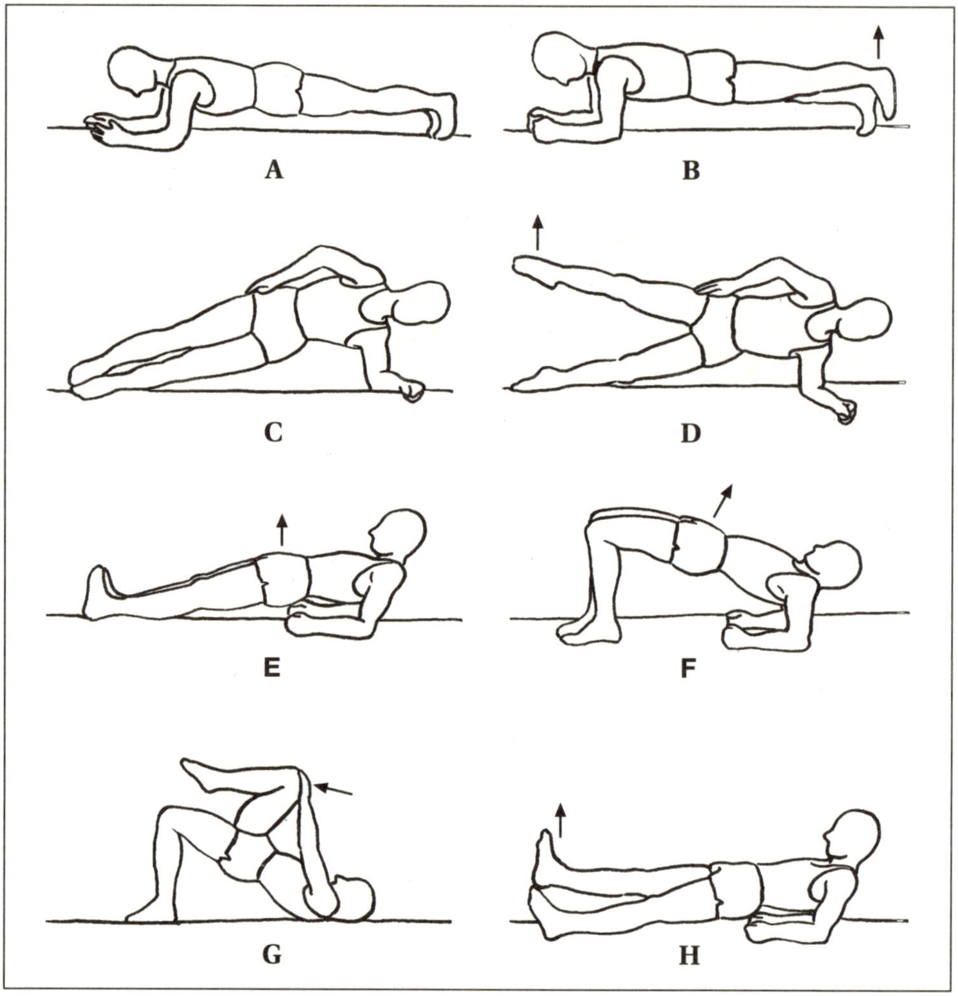

Isometrische Übungen zur Kräftigung der Wirbelsäule.

- Spreizen Sie im Einbeinstand das freie Bein wiederholt zur Seite ab.
- Ziehen Sie im Einbeinstand das Knie des freien Beines wiederholt nach oben.

Im Bereich der Armknochen
Je nach Leistungsfähigkeit eignen sich verschiedene Varianten von Armstreckübungen, wie z.B. Liegestützen, um eine positive Anpassung zu erzielen:

☐ Bei geringem Kraftniveau empfehlen sich:
  - Beidarmige »Liegestützen« im Stehen gegen die Zimmerwand.
  - Abstützübungen im Sitzen: Versu-

chen Sie, sich vor dem Essen einige Male durch die seitlich aufgestützten Arme aus ihrem Stuhl hochzustemmen (Sie können Ihre Arme nötigenfalls durch ihre Beine unterstützen).
- Drücken Sie die (wie beim Gebet) aneinander gelegten Hände gegeneinander (isometrische Anspannungsübung).
- Setzen Sie sich an den Tisch. Legen Sie die Unterarme mit der flachen Hand auf den Tisch und drücken Sie wiederholt gegen den festen Widerstand des Tisches.
- Armstreckübungen mit Fausthanteln aus der Rückenlage, wobei das Hantelgewicht dem individuellen Kraftvermögen angepaßt sein muß.

Beachten Sie bei allen Übungen: Keine forcierte Preßatmung.

□ Bei mittlerem Kraftniveau empfehlen sich:
- Beidarmige »Liegestützen« aus dem Schräg-Stand vorlings (die Füße sind entsprechend Ihrer eigenen Krafteinschätzung etwas weiter von der Wand entfernt als bei der obengenannten Übung) an der Wand.
- Schrägliegestützen auf dem Tisch. Stellen Sie sich so hin, daß Sie ohne sonderliche Mühe die Arme beugen und strecken können.
- Benützen Sie die Stuhllehnen als »Hausbarren«, machen Sie leichte Stützübungen aus dem Sitzen (Beinunterstützung soweit nötig).
- Armstreckübungen mit leichten Hanteln.

Beachten Sie: Beugen Sie die Arme nur so weit, wie Sie das ohne übermäßige Anstrengung tun können!

□ Bei hohem Kraftniveau empfehlen sich:
- Liegestützen aller Art am Boden, zwischen zwei Stühlen, am Barren etc.
- Hantelübungen, z.B. Drücken in der Rückenlage, Stützbeugen im Barren etc.

Grenzen und Gefahren

Hüten Sie sich vor extremen Kraftausdauerbelastungen oder einem zu großen Laufpensum, wie es im allgemeinen sowieso nur im Spitzensport oder bei »Fitneß-Fanatikern« zu befürchten ist. Dies kann über Veränderungen im Hormonhaushalt zu einer Entkalkung des Knochens führen. Exzessives Langstreckenlaufen führt bei Frauen ab etwa 60 km pro Woche und bei Männern ab etwa 100 km pro Woche zu sogenannten »Ermüdungsbrüchen«.

Beachten Sie: »Die Dosis macht's«, wie dies schon Paracelsus vor langer Zeit feststellte. Weder ein »Zuviel« noch ein »Zuwenig« an Aktivität ist für die Erhaltung der Knochensubstanz optimal, sondern wie meistens das goldene Mittelmaß eines vielseitigen Bewegungsprogrammms.

Arthrose

Was versteht man unter Arthrose?

Arthrose ist eine **degenerative Veränderung eines Gelenkes.** Bei mechanischer Überlastung kommt es an stark belasteten Gelenken zu einer Zerstörung der hyalinen Gelenkknorpelschicht; in der Folge wird das darunter liegende Knochengewebe geschädigt und schließlich abgebaut.

Die Zerstörung der innen mit einer Knorpelschicht ausgekleideten Gelenke läßt die Oberfläche zunehmend rauher und aufgefasert erscheinen. Sie ist immer weniger in der Lage, die bei Bewegung auftretenden Stoß-, Druck-, Reibungs- und Scherkräfte ohne weitere Schädigung abzufangen. Dies führt zu einem fortschreitenden Verschleiß der gelenkschützenden Knorpelschicht.

Verschiedene Reizerscheinungen (Entzündungen, Ergüsse etc.), lokale und in die Umgebung ausstrahlende Schmerzen, Anlaufschmerzen, Ruhesteifigkeit und eine zunehmende Bewegungseinschränkung sind weitere Begleiterscheinungen.

Arthrose muß jedoch nicht zwangsläufig immer »Beschwerden und Schmerz« bedeuten. Beim Krankheitsbild der Arthrose gibt es oft eine erstaunliche Diskrepanz zwischen objektivierbarem Gelenkbefund und sub-jektiver Symptomatik. Immer wieder finden sich bei Kniespiegelungen (Arthroskopien) nahezu vollständig zerstörte Gelenkknorpel, ohne daß irgendwelche Beschwerden aufgetreten wären, und dies selbst bei Hochbetagten.

Da die hyaline Gelenkknorpelschicht nicht von Blutgefäßen, sondern nur durch Diffusion über die sogenannte Gelenkschmiere ernährt wird, weist sie nur einen geringen Stoffwechsel auf; Möglichkeiten für eine Regeneration gibt es da kaum. Eine einmal ausgebildete Arthrose ist daher im allgemeinen nicht mehr rückbildungsfähig.

Welche gesundheitspolitische Bedeutung haben Arthrosen?

Mit ansteigendem Alter treten bei bis zu 80 Prozent aller Menschen an einem oder mehreren Gelenken oder an der Wirbelsäule Verschleißerscheinungen auf, die sich in der Form einer Arthrose niederschlagen.

Schwer belastete Gelenke – dies betrifft vor allem die Gelenke der unteren Extremitäten und der Wirbelsäule – sind dabei besonders häufig befallen und zeigen die typischen Beschwerdebilder. Aber auch jedes andere Gelenk kann von einer Arthrose heimgesucht werden, wenn es einseitig be- und überlastet wird, wie dies z.B. im Hochleistungssport der Fall ist.

Allgemein nehmen Arthrosen zu; dies mag dadurch deutlich werden, daß allein in der BRD jährlich etwa 100.000

Personen mit einer Hüftendoprothese versorgt werden müssen. Die Betriebskrankenkassen weisen 1992 für Arthrosen fast 1 Million Arbeitsunfähigkeitstage sowie über 62.000 Krankenhaustage aus. Daraus läßt sich die große volkswirtschaftliche Bedeutung dieser Erkrankung ablesen.

Wie entsteht eine Arthrose?

Das Entstehen einer Arthrose ist meist nicht auf eine einzige Ursache, sondern auf verschiedene gelenkschädigende Faktoren zurückzuführen. Es können auch mehrere Faktoren gleichzeitig zum Tragen kommen.

Alter

Mit zunehmendem Alter nimmt auch die Zahl der Arthrosen zu. Etwa ab dem 50. Lebensjahr kommt es zu einem deutlichen Anstieg. Von den über 60jährigen ist schon jeder zweite davon betroffen. Ab einem bestimmten Alter erreicht das Auftreten (Inzidenz) degenerativer Gelenkveränderungen die 100-Prozent-Marke.

Beim Knorpel des älteren Menschen kommt es aufgrund verschiedener biologischer, biochemischer und physiologischer Besonderheiten zu einer Abnahme der mechanischen Belastbarkeit des Knorpels. Mit steigendem Alter nimmt der Turgor (Quelldruck) des hyalinen Knorpels trotz erhöhten Wassergehalts ab. Der Knorpel verliert an Elastizität und Dicke, wodurch sich vor allem seine stoßdämpfenden Eigenschaften verschlechtern. Dadurch sind alle Voraussetzungen für die Entwicklung einer Altersarthrose gegeben.

Die Ausbildung einer Arthrose mit zunehmendem Alter ist vor allem deshalb von besonderem Interesse, weil die **Lebenserwartung** in allen Industrienationen, u.a. aufgrund der medizinischen Versorgung, immer weiter ansteigt und sich damit die Wahrscheinlichkeit erhöht, daran zu erkranken.

Die Lebenserwartung hat sich allein von 1885 bis 1985, also in genau 100 Jahren, verdoppelt. Heute beträgt die mittlere Lebenserwartung in der BRD für Frauen etwa 77 Jahre, für Männer etwa 72 Jahre. 16 Millionen Menschen in der Bundesrepublik, rund ein Fünftel der gesamten Bevölkerung, sind älter als 60 Jahre.

Geschlecht

Das Geschlecht scheint bei der Arthrosebildung in gewissem Maße eine Rolle zu spielen. Frauen haben häufiger Kniegelenksarthrosen und Mehrfacharthrosen der Finger- und Zehengelenke. Hüftgelenksarthrosen sind auf beide Geschlechter etwa gleich verteilt.

Warum Frauen arthrosegefährdeter sind, konnte bislang nicht eindeutig geklärt werden. Im Gegensatz zur Osteoporose läßt sich die Arthrose nicht durch eine postmenopausale, also nach Beendigung der monatlichen Regel einsetzende Östrogengabe beeinflussen.

Vererbung

Dieser Risikofaktor für die Arthroseentstehung wird insbesondere für Mehrfacharthrosen angenommen, die gehäuft familiär beobachtet werden.

Übergewicht

Starkes Übergewicht ist ein wichtiger Risikofaktor für Arthrosen. Die Gefahr einer frühzeitigen Arthroseentwicklung ist dabei um so größer, je früher ein Übergewicht vorliegt. In Einzelfällen lassen sich bereits bei hochgradig adipösen Kindern Arthrosen diagnostizieren.

Auch übergroße Menschen sind aufgrund ihres erhöhten Gesamtgewichts und der damit verbundenen Mehrbelastung ihrer Gelenke einer erhöhten Bedrohung durch Arthrose ausgesetzt.

Einseitige Berufsbelastung

Stereotype, sich stets wiederholende **Bewegungsabläufe** erhöhen das Risiko einer Arthrose. Auch lange statische Haltezeiten in ungünstigen Arbeitspositionen, wie dies z.B. bei Zahnärzten zu beobachten ist, sind gefährlich.

Wie die Abbildung zeigt, kann auch in ganz normalen »Sitzberufen« eine dauernde ungünstige Arbeitshaltung zu einer vorzeitigen Überlastung, in diesem Falle der Wirbelsäule, führen (s. auch Seite 85).

Ein bekanntes Beschwerdebild, das durch degenerative Veränderungen in überlasteten Wirbelsäulenabschnitten (vor allem der Lendenwirbelsäule) hervorgerufen wird, ist der Hexenschuß«.

Hochleistungssport

Bei den meisten Sportlern aus dem Hochleistungsbereich kommt es zur Ausbildung **sportartspezifischer Arthrosen** (Angaben nach *Noack*):

- ☐ Zehengrundgelenke
  Fast 100 Prozent schwere Arthrosen bei über 50jährigen ehemaligen Fußballspielern.
- ☐ Fußgelenke
  Fast 100 Prozent schwere Arthrosen bei Fußballern, 85 Prozent Arthrosen bei Ballettänzern, 48 Prozent bei Hochspringern.
- ☐ Kniegelenk (Femuro-Patellar-Gelenk)
  100 Prozent bei Fußballern, 90 Prozent bei Gewichthebern.

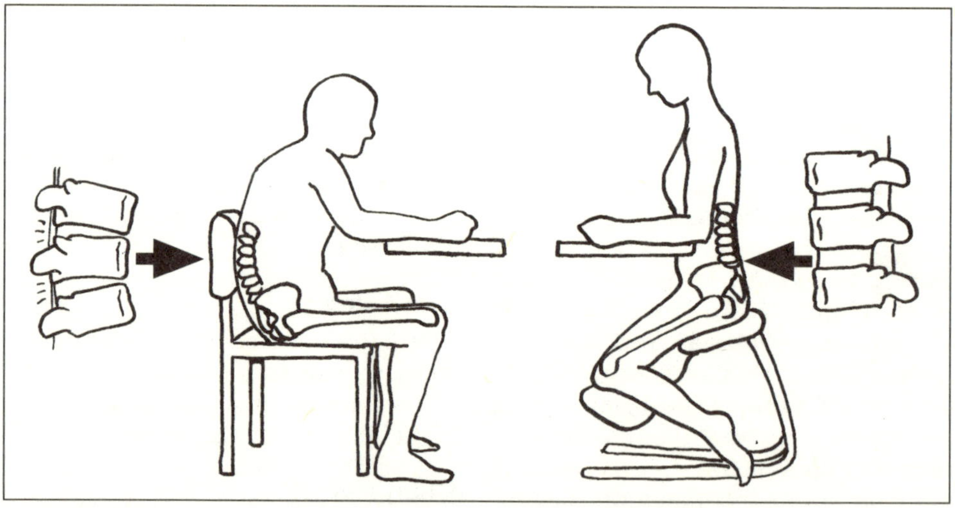

Die Sitzhaltung übt einen starken Einfluß auf die Belastung von Bandscheiben und Wirbeln aus.

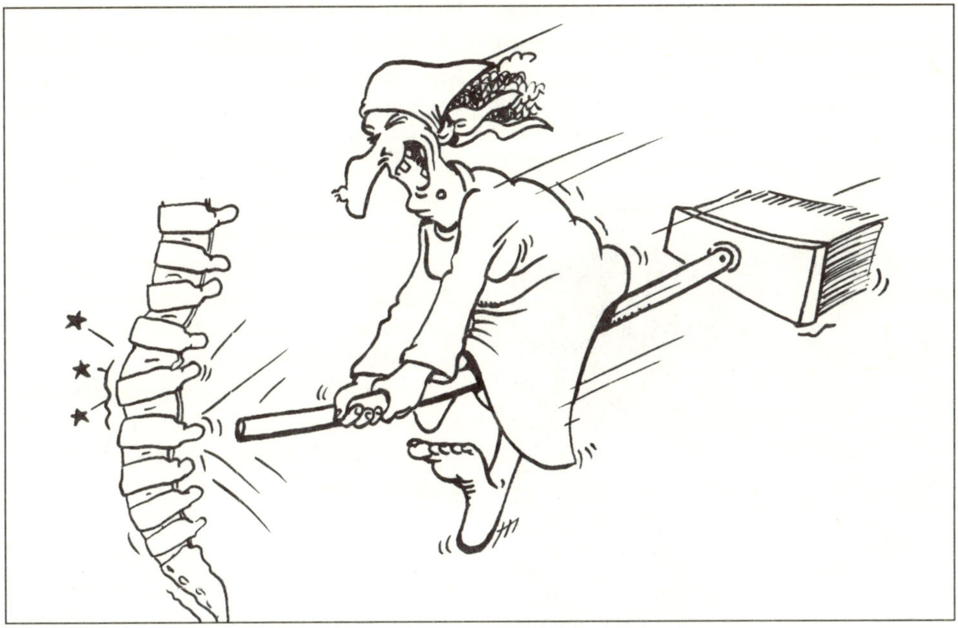

»Hexenschuß«.

- ☐ Lendenwirbelsäule (Arthrosen der Wirbelgelenke)
  100 Prozent bei Speerwerfern, 90 Prozent bei Kunst- und Turmspringern, 90 Prozent bei Turnern, 90 Prozent bei Trampolinspringern.
- ☐ Schultereckgelenk
  Bei Ringern, Judosportlern, Gewichthebern, Werfern, Handballern, Volleyballspielern.
- ☐ Schultergelenk
  Bei Schwerathleten, Werfern.
- ☐ Ellenbogengelenk
  90 Prozent bei Gewichthebern, Speerwerfern, Boxern.
- ☐ Hand-Finger-Gelenke
  Bei Boxern.

Eine frühzeitige Arthrose entsteht vor allem dann, wenn Belastung und individuelle Belastbarkeit nicht im Einklang sind. Nicht jeder hat die geeigneten Knochen, Knorpel, Sehnen und Bänder, um Spitzensport zu betreiben. Und selbst bei besten Voraussetzungen kann es aufgrund der heutigen Trainingsleistungen immer wieder zu Überforderungen des Bewegungsapparates kommen.

Beachten Sie

Einen gesunden Spitzensport gibt es nicht!

Orthopädisch ungünstige Voraussetzungen

Nicht nur durch Beruf und Spitzensport kann es zu einseitigen Überlastungen kommen. Auch Personen mit einer Gelenkstellung, die von der Norm abweicht, z.B. ausgeprägte X- oder O-Beine oder eine seitliche Wirbelsäulenkrümmung, neigen zu einer punktuellen Überlastung, was die Entwicklung einer Arthrose beschleunigen kann.

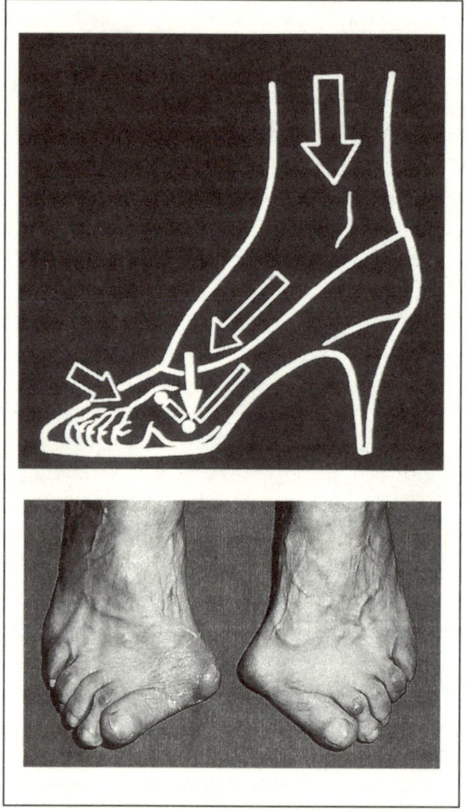

Hohe Absätze – ein Risiko für arthrotische Verschleißerscheinungen an Fuß und Zehen (nach *Kapandji*).

Wer über längere Zeit abgelaufene Schuhe oder Schuhe mit zu hohen Absätzen trägt, belastet seine Füße und Fußgelenke falsch. Dies kann zu frühzeitigen Verschleißerscheinungen und arthrotischen Deformationen führen.

Unfälle und Verletzungen

Einen weiteren wichtigen Risikofaktor für eine Arthrose stellen Unfälle und Verletzungen dar, die eine akute **Schädigung der Gelenkoberfläche** verursachen. Dies kann bei Knochenbrüchen und Meniskusverletzungen der Fall sein, aber auch bei Muskelverletzungen, die eine schlechtere Gelenkführung und Gelenksicherung nach sich ziehen und damit zu einer Gelenkinstabilität beitragen.

In diesem Zusammenhang ist auch auf die ungünstigen Folgen einer langen Ruhigstellung eines Gelenkes durch das Anlegen eines Gipses (z.B. nach einem Bruch) hinzuweisen. Ein immobilisiertes Gelenk produziert kaum Gelenkschmiere. Es unterliegt nicht mehr der wechselnden Druckbelastung des Alltags, die für die Ernährung des Knorpels notwendig ist. Dadurch wird das Gelenk über lange Zeit schlecht mit Nährstoffen versorgt, und der Knorpel schwindet in zunehmendem Maße. Sein Stoffwechsel kommt mehr und mehr zum Erliegen. Besteht bereits eine Vorschädigung oder erfolgt die Wiederbelastung des Gelenks ohne ausreichende Vorbereitungszeit, so kann es hierdurch zu kleineren oder größeren Verletzungen kommen, welche die Arthroseentstehung begünstigen.

Abnahme der Muskelkraft aufgrund von Bewegungsmangel

Mit zunehmendem Alter nimmt die Kraft der Skelettmuskulatur ab, im allgemeinen um mehr als ein Drittel. Wird dies nicht durch ein entsprechendes Training kompensiert, dann werden im Laufe der Zeit alle für die Muskelkraft maßgeblichen Faktoren reduziert. Das gesamte Muskelkorsett nimmt ab mit der Folge, daß Stoßbelastungen weniger gut gedämpft werden.

Der **Verlust der Muskelkraft** und damit die Reduzierung ihrer gelenkschützenden Funktion beruht auf folgenden Faktoren:

- Abnahme des Muskelquerschnitts
  Nimmt der Muskelquerschnitt ab, verringert sich die mögliche Hubkraft des Muskels!

- Verschlechterung der intra- und intermuskulären Koordination
  Bei mangelnder Übung verliert der Muskel die Fähigkeit, alle seine Fasern gleichzeitig (= **intramuskuläre** Koordination) und dadurch mit maximal möglicher Kraft zu kontrahieren. Der »Otto Normalverbraucher« kann im untrainierten Zustand nur etwa 50 bis 60 Prozent seiner eigentlich möglichen individuellen Kraft entwickeln.
  Fehlende Bewegung führt aber auch dazu, daß das Zusammenspiel der Muskeln untereinander (= **intermuskuläre** Koordination) nicht mehr so reibungslos und perfekt abläuft, wie dies in trainiertem Zustand der Fall ist. Die Bewegungsökonomie nimmt ab, und der Energiebedarf für vergleichbare Leistungen steigt an. Der Muskel ermüdet schneller und kann seine Gelenke nicht mehr so schützen wie in frischem Zustand. Die Zahl der Verletzungen steigt an und damit auch das Risiko einer Gelenkschädigung.

- Abnahme des Anteils der schnellzuckenden Muskelfasern
  Für ältere Menschen sind Bewegungen, die mit der Schnellkraft in Zusammenhang stehen, eher von untergeordneter Bedeutung. Die hierbei dominierenden, sog. schnell zuckenden Muskelfasern nehmen mangels Training und Übung an Zahl ab. Es dominieren mehr und mehr die langsam zuckenden Muskelfasern.
  In bestimmten Situationen, wo es auf eine rasche und kraftvolle muskuläre Reaktion ankommt, fehlen dann diese schnellzuckenden, kräftigen Muskelfasern. Dadurch können z.B. Stürze nur schlecht abgefangen werden, und reflexgesteuerte Abwehrbewegungen werden nicht mehr so schnell wie früher möglich ausgeführt. Eine häufige Folge ist auch, daß die Gelenke unzureichend gegen überraschende Stoßeinwirkungen gesichert sind; sie können somit leichter geschädigt werden oder – wenn sie bereits vorgeschädigt sind – weiter in Mitleidenschaft gezogen werden.

- Abnahme der Nervenleitungsgeschwindigkeit und Verlängerung der Reflexzeiten
  Im Alter nimmt die Leitungsgeschwindigkeit der Nerven sehr ab. Gleichzeitig verlängern sich – gerade bei zu wenig körperlicher oder sportlicher Aktivität – die Reflexzeiten. Dies führt dazu, daß bestimmte Alltagssituationen, die ein schnelles muskuläres Reagieren erfordern – denken Sie nur an die tägliche Bewältigung des Straßenverkehrs – nicht mehr in der Art und in dem Maße gemeistert werden können, wie es erforderlich wäre. Die Folgen sind eindeutig: Unfälle, Stürze und Verletzungen aller Art nehmen in erschreckendem Maße zu.

Wie läßt sich eine Arthrose verhindern oder kompensieren?

Aufgrund der zunehmenden Lebenserwartung steigt natürlich auch das Risiko für eine Arthrose. Wie bereits erwähnt, wird sich eine Arthrosebildung in den hochgradig belasteten Gelenken, d.h. vor allem Knie, Hüfte, Wirbelsäule, kaum verhindern lassen. Es besteht jedoch die Möglichkeit, durch entsprechendes Verhalten einer frühzeitigen Arthroseentstehung vorzubeugen oder bei bereits bestehender Arthrose ein schnelles Fortschreiten zu verhindern. Was ist zu tun?

Kräftigung der Muskulatur

Die Bewegungsenergie hoher Druckimpulse, die u.a. beim Gehen, Laufen oder Springen auftritt, wird nicht nur vom hyalinen Gelenkknorpel, sondern auch von anderen Mechanismen abgefangen. Vor allem den auf die Gelenke einwirkenden Muskeln kommt dabei eine wichtige aktive Rolle zu.

Bei allen Gelenkbewegungen werden die reflektorisch gespannten Skelettmuskeln gedehnt. Über eine lange Impulszeit fangen sie die einwirkende Bewegungsenergie auf, so daß Stöße, Druck- und Scherkräfte auf den Gelenkknorpel ausreichend gedämpft werden. Überlastungen oder Schädigungen können somit weitgehend vermieden werden.

Beachten Sie

Eine kräftige und durch Training in einem guten Funktionszustand gehaltene Muskulatur ist für jedes Gelenk von großer Wichtigkeit, da sie den nötigen Halt und Schutz verleiht.

Dabei darf die Muskulatur nicht einseitig gekräftigt werden, sondern es müssen stets die jeweilige Muskelgruppe und ihr Gegenspieler, z.B. Armbeuger und -strecker, gleichermaßen trainiert werden. Jede einseitige Muskelausbildung führt zu einem Ungleichgewicht, das sich ungünstig auf die beteiligten Gelenke auswirkt. Ideal in dieser Hinsicht ist ein vielseitiges, die Hauptmuskelgruppen stärkendes Gymnastikprogramm.

Vermeidung von einseitigen und ungünstigen Belastungen

Jede **einseitige Belastung** kann langfristig zu einer Überlastung des Gelenkes werden und den Gelenkknorpel schädigen. Ebenso können hohe Spitzenkräfte Gewebeschädigungen verursachen.

Bestimmte Gelenkstellungen stellen dabei eine besondere Gefahrenquelle dar: Bei völlig gestreckten Knien z.B. verliert die Skelettmuskulatur ihre schützende Wirkung, da sie auftretende Belastungen nicht über den Verzögerungseffekt der allmählichen Dehnung abfangen und damit die einwirkende Energie zeitlich strecken und verringern kann. So empfiehlt es sich bei Niedersprüngen, im Knie weich nachzugeben und nicht mit steifen, gestreckten Knien zu landen.

Wenn Sie einen Kasten Bier oder irgendeinen anderen Gegenstand heben, sollten Sie darauf achten, daß Ihr Rücken gerade bleibt, um eine Überlastung der Wirbelsäule zu vermeiden.

Vorbereitung der Gelenke auf Belastung

In Ruhe hat der Gelenkknorpel eine um etwa 10 Prozent geringere Dicke. Seine Belastbarkeit und seine Fähigkeit zur

Belastungsdämpfung sind damit herabgesetzt. Durch leichte Aufwärmarbeit, wie z.B. »Eingehen«, »Einlaufen«, lockere Gymnastik, werden die Gelenke angeregt, die schützende **Gelenkschmiere** zu produzieren. Diese Gelenkschmiere stellt einen Gleitfilm für die hyaline Knorpelschicht dar, wodurch die Reibung bei Bewegung entscheidend vermindert wird. Die damit verbundene Wasseraufnahme läßt den Knorpel um etwa 15 Prozent anschwellen, die Belastbarkeit des Gelenkes wird gesteigert:

- Verminderte Reibung,
- vergrößerte Auflagefläche und
- besser dämpfende Knorpelstrukturen

leisten einen wichtigen Beitrag zum Gelenkschutz.

Wenn man seine sportlichen Aktivitäten richtig auswählt und vor allem sinnvoll betreibt, kann man für die Arthrosevorbeugung oder für die Kompensation einer bestehenden Arthrose sehr viel tun. Im wesentlichen sind es die folgenden Aspekte, die hier positiv wirksam werden:

1. Die regelmäßige Bewegung eines Gelenkes durch sportliche Aktivitäten fördert die Gelenkdurchblutung; Nährstoffe können leichter zum Knorpel geschafft bzw. Schlacken besser abtransportiert werden. Damit sind die Ernährung und die Entsorgung der Knorpelzelle gesichert. Nur ein ausreichend ernährter Knorpel kann seine mechanischen Funktionen ohne Schaden erfüllen.
2. Durch regelmäßige und vielseitige Bewegungsaktivitäten wird die gelenkumgebende Muskulatur gekräftigt; gleichzeitig wird ein Schwund an Muskelmasse – sei es altersbedingt oder aufgrund von Bewegungsmangel – verhindert. Die Gelenkführung verbessert sich, die Dämpfungskapazität des Gelenkes wird erhöht und der Knorpel vor zu großen Belastungen geschützt.
3. Eine gute muskuläre Stabilisierung schützt die passiven Gelenkstrukturen, wie z.B. die Bänder und den Kapselapparat, vor Überdehnung und Zerreißung. Dadurch werden gelenkschädigende Instabilitäten vermieden oder bereits bestehende vermindert. Auch kleinste Verletzungen oder sogenannte Aufbruchschäden können dadurch erfolgreich verhindert werden.
4. Eine sportliche Betätigung fördert zwischenmenschliche Kontakte, erhöht die Lebensfreude und führt zu einer positiveren Einstellung zum Leben. Dadurch wird ein unter Umständen bestehendes Krankheitsgefühl abgeschwächt und die allgemeine Leistungsfähigkeit erhöht, was wiederum neue Aktivitätsmöglichkeiten eröffnet.

Geeignete Sportarten zur Vorbeugung und Kompensation von Arthrosen

Prinzipiell gilt

Ein geeignetes und maßvolles, der individuellen Belastbarkeit angepaßtes Training kann die Gelenke kräftigen und einer Arthrose vorbeugen.

Andererseits kann unsachgemäß oder zu intensiv betriebener Sport auch Gelenkverschleiß verursachen, da in vielen Sportarten hohe und höchste Belastungen auf die Gelenke einwirken. Jede exzessiv betriebene Sportart hat ihre typischen Arthrosen (vgl. Seite 98f).

Beachten Sie: Bei der Auswahl geeigneter Sportarten sollten Sie folgendes berücksichtigen:
- ☐ Individueller Gelenkbefund
- ☐ Muskelstatus
- ☐ Sportliche Vorerfahrung
- ☐ »Technisches Rüstzeug« (z.B. kann jemand bereits Tennisspielen oder muß er es erst noch lernen)
- ☐ Individuell geäußerte Wünsche (jemand möchte »absolut« diese oder jene Sportart betreiben)
- ☐ Lokale Möglichkeiten

Sowohl für die Langzeitprophylaxe einer Arthrose als auch bei bestehender Arthrose gelten folgende allgemeine Regeln:

1. Günstig sind vor allem Sportarten ohne große Impulsbelastungen, die bei Sprüngen, abrupten Abbremsbewegungen oder Schlagbewegungen mit hoher Schnellkraftentwicklung gegeben sind.

2. Vorzugsweise sollten Sportarten ausgewählt werden, die zu keinen extremen Gelenkbewegungen führen, wie dies z.B. bei übermäßigen Wirbelsäulenbeuge- (Hyperflexion) und -streckbewegungen (Hyperextension) zu beobachten ist.

3. Als ideal gelten Sportarten, die sich durch gleichmäßig rhythmische Bewegungen, weiche harmonische Bewegungsabläufe und geringe Bewegungsenergien auszeichnen.

Ausdauersportarten

Ausdauersportarten kommen dem älteren Menschen sehr entgegen, da sie bei entsprechender Auswahl den Bewegungsapparat nur gering belasten. Deshalb sind sie im besonderen Maße auch zur Arthrosevorbeugung geeignet. Vor allem sportliche Aktivitäten, bei denen das eigene Körpergewicht nicht getragen werden muß, sind zu empfehlen: Radfahren, Rudern, Kajakwandern oder Schwimmen. Ebenfalls in Frage kommen Sportarten wie Wandern, Bergwandern, Skilanglauf und Tanzen, da sie wohldosiert und ohne allzu große Stoßkräfte absolviert werden können.

Eine Bemerkung zum **Schwimmen:**
Schwimmen wird als der ideale Sport für Arthrosepatienten angesehen. Beachten Sie aber: Dies gilt nur dann, wenn **nicht** mit dem »klassischen Beinscherenschlag« geschwommen wird, da dieser zu erheblichen Belastungen von Bändern und Gelenken führt. Verwenden Sie den für das Kraulen typischen Beinschlag! Dadurch wird das Gelenk ohne hohe Druckbelastungen rhythmisch bewegt und schmerzhafte oder extreme Belastungsspitzen können vermieden werden.

Eine Bemerkung zum **Rudern:**
Bei Patienten mit Arthrosen am Kniescheiben-Oberschenkel-Gelenk – das ist das Gelenk zwischen Kniescheibe und Gleitlager des Oberschenkelknochens – kann es zu ausgeprägten Beschwerden im Kniegelenk kommen. In diesem Falle ist vom Rudern abzuraten.

Eine Bemerkung zum **Radfahren:**
Radfahren ist hervorragend geeignet, um über einen längeren Zeitraum die

Ausdauer zu schulen. Es ist selbst dann noch möglich, wenn die Gelenke der unteren Extremitäten bereits eine Arthrose aufweisen. Statisch ungünstig ist allerdings die Haltung der Wirbelsäule auf dem Rad. Dadurch werden bestehende arthrotische Veränderungen im Bereich der kleinen Wirbelgelenke und muskuläre Ungleichgewichte (Dysbalancen) negativ beeinflußt. Der Ausgleichsgymnastik kommt daher eine besondere Bedeutung zu. So muß einerseits die gekrümmte Rückenmuskulatur durch ein entsprechendes Kräftigungsprogramm aufgerichtet und gestärkt werden; andererseits sollte man durch ein entsprechendes Stretching-Programm, wie dem Basisprogramm »Top ten«, verhindern, daß sich die Hüftbeuger verkürzen.

Gymnastik

Gymnastik umfaßt eine Gruppe von Sportarten, die sich alle aufgrund der unbeschränkten Gestaltungsmöglichkeiten als besonders günstig erweisen. So kann beispielsweise gezielt ein bestimmtes Gelenk geschont bzw. muskulär gekräftigt werden. Geeignete Übungen und Trainingsmethoden lassen sich ganz auf den jeweiligen individuellen Befund abstimmen.

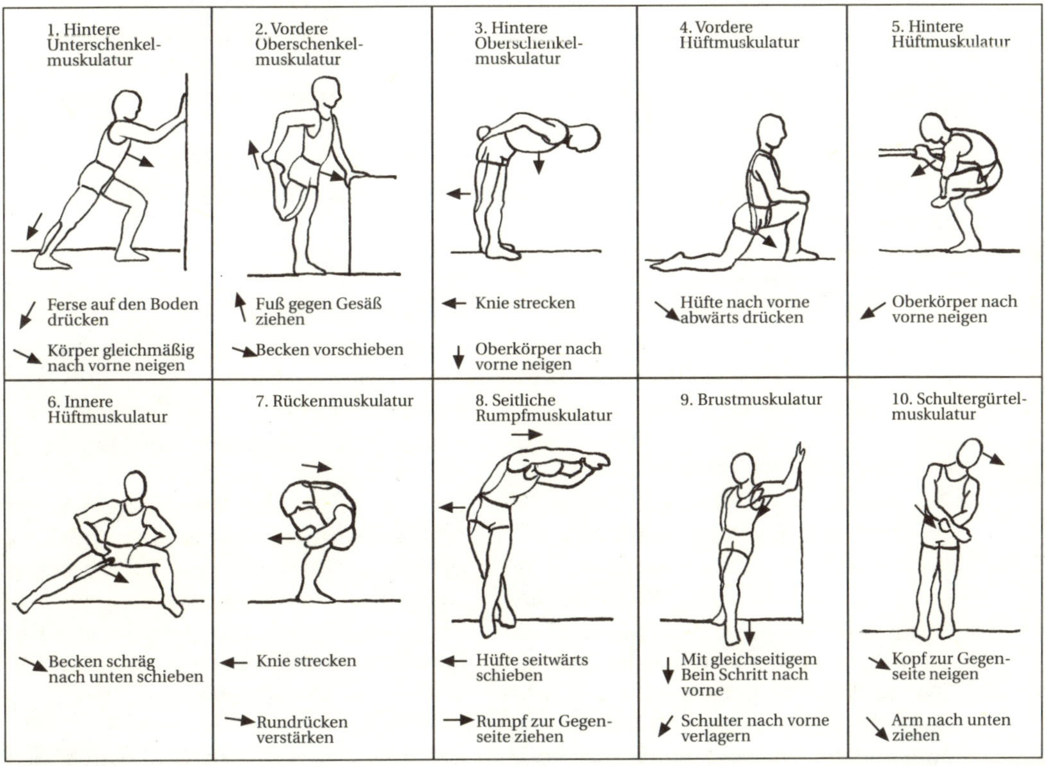

Mit dem Stretching-Basisprogramm »Top ten« können Sie Muskelverkürzungen entgegenwirken (verändert nach *Spring*).

Ein weiterer Vorteil gymnastischer Übungen liegt darin, daß die Muskulatur nicht nur gekräftigt, sondern auch gedehnt werden kann. Damit lassen sich typische Muskelverkürzungen beheben, und der Entstehung muskulärer Ungleichgewichte wird vorgebeugt. Muskuläre Ungleichgewichte wirken sich längerfristig stets negativ auf die Struktureinheit »Gelenk« aus und sind daher unbedingt zu vermeiden.

Die Abbildung auf Seite 105 zeigt einige typische Dehnungsübungen für die wichtigsten Muskelgruppen.

Beachten Sie dabei folgende Durchführungshinweise:

- ☐ Nehmen Sie die abgebildete Dehnstellung ein.
- ☐ Ändern Sie langsam die Position in Richtung der Pfeile, die Dehnung wird dadurch verstärkt.
- ☐ Vermeiden Sie ruckartige Bewegungen (kein Wippen).
- ☐ Ein leichtes Ziehen im zu dehnenden Muskel ist normal.
- ☐ Halten Sie diese Stellung (5 bis 30 Sekunden).
- ☐ Atmen Sie regelmäßig und ruhig; versuchen Sie, sich zu entspannen.

Krafttraining im Fitneßstudio

Da eine kräftige Muskulatur den sichersten Gelenkschutz bietet und auch für das bereits arthrotische Gelenk die beste Vorbeugung vor weiteren Schädigungen darstellt, ist Krafttraining die »Sportart« schlechthin. Wie bei der Gymnastik wird gezielt auf bestimmte Muskelgruppen eingewirkt. Besonders günstig sind hierbei sogenannte **isokinetische Kraftmaschinen:** sie arbeiten mit gleichmäßiger, gut kontrollierbarer Geschwindigkeit und gleichbleibender Belastung bei sich verändernden Gelenkwinkeln und vermeiden dadurch jegliche Gelenküberlastung.

Tischtennis

Wird diese Sportart nicht als »Leistungssport« betrieben, dann kann Tischtennis sehr gelenkschonend gespielt werden, vor allem wenn man akzeptiert, daß eben nicht jeder Ball erreicht werden muß.

Federball

Ein Federball hat besondere Flugeigenschaften, so daß die Zeitintervalle zwischen den Schlägen relativ lang sind. Die Bewegungen laufen langsamer ab. Deshalb eignet sich dieses Rückschlagspiel für viele arthrosebelastete Menschen, die gerne ein Ballspiel betreiben wollen. Voraussetzung ist natürlich auch hier, daß Federball nicht in Leistungsdruck ausartet, sondern Spiel und Spaß im Vordergrund stehen.

Golf

Die Belastungen, die beim Golf auf das Gelenk wirken, können durch leichte Variationen in der Technik gering gehalten werden. Im Gegensatz zum Tennis sind die Bewegungen beim Golf wesentlich kontrollierter und muskulär besser geführt. Aus diesem Grunde ist der Golfsport auch für Patienten mit Arthrosen an den unteren Extremitäten geeignet. Die Bewegung auf ebenem Gelände – beim Marsch von einem Schlag zum nächsten – ist etwa der Belastung beim Wandern gleichzusetzen und damit als niedrig einzustufen.

Beachten Sie jedoch: Golf kann sich nur dann fördernd auf die Gesundheit auswirken, wenn Sie die verschiedenen Schlagtechniken in einer guten Schule erlernt haben. Wichtig ist auch, daß Sie ein entsprechendes Ausgleichstraining durchführen, um einseitige Belastungen zu vermeiden.

Zusammenfassend läßt sich folgendes feststellen: Sport kann einer Arthrose vorbeugen unter der Voraussetzung, er wird richtig ausgewählt und praktiziert. Gute Beweglichkeit, gute muskuläre Führung und gut entwickelte bzw. weiter geschulte koordinative Fähigkeiten – sie lassen sich in jedem Lebensalter verbessern – ermöglichen auch bei bestehender Arthrose, mit Freude und (fast) ohne Beschwerden Sport zu betreiben.

Prinzipiell gilt

Selbst wenn »eindrucksvolle Röntgenbefunde« auf eine fortgeschrittene Arthrose hinweisen, sollte – bis auf wenige Ausnahmen – kein generelles Sportverbot verhängt werden. Es sollte immer nach Möglichkeiten gesucht werden, Sport zu treiben und sich aktiv zu betätigen, indem man sich eine geeignete Sportart aussucht oder sein Training entsprechend abstimmt. Denn langfristig kann einzig und allein Bewegung die Funktion der Gelenke erhalten.

Sport kräftigt die Muskeln, erhält die Beweglichkeit und leistet damit einen wichtigen Beitrag zum Schutz der Gelenke. Zusätzlich wird die muskuläre Koordinationsleistung verbessert, was die Stabilisierung des Gelenks erhöht und einer Arthrose vorbeugt.

Es kann also nicht heißen »Sport oder Arthrose«, sondern nur »Verzicht auf sportliche Betätigung ist grundsätzlich als ein Risiko für die Gelenke zu betrachten«. Auch wenn bereits eine Arthrose besteht, sind die Gefahren durch regelmäßige und vernünftige sportliche Aktivitäten im allgemeinen so gering, daß sie im Vergleich zum Nutzen negiert werden können.

Sport ist aber nicht nur eine gesundheitsbewußte Freizeitgestaltung, er fördert nicht zuletzt auch die sozialen Kontakte, was sich positiv auf die gesamte Gemütslage auswirkt.

Venenleiden

Was versteht man unter Venenleiden?

Als Venenleiden werden alle Erkrankungen zusammengefaßt, die sich auf die Venen beziehen, also diejenigen Blutgefäße, die das Blut zum Herzen zurückführen. Unter der Vielzahl der Venenerkrankungen sei hier stellvertretend die mit Abstand häufigste genannt, die sogenannten **Krampfadern** oder Varizen.

Krampfadern sind keineswegs nur ein kosmetisches Problem, sondern eine ernstzunehmende Erkrankung. Sie können an einem oder beiden Beinen entstehen. Der Druck des Blutes gegen die Gefäßwände ist hier nämlich aufgrund der Schwerkraft am größten. Bei einer erblich bedingten Schwäche des Bindegewebes drückt das Blut die Venen auseinander, so daß sich die Venenklappen nicht mehr richtig öffnen und schließen können. Die Gefäßwand gibt nach und wird zunehmend deformiert und geschlängelt. In den erweiterten Blutkanälen fließt das Blut in der Folge langsamer und versackt schließlich in den ausgeweiteten Venenabschnitten.

Welche gesundheitspolitische Bedeutung haben Venenleiden?

Venenleiden stellen heute eine richtiggehende **Volkskrankheit** dar. In der BRD ist fast die Hälfte der Bevölkerung von einem Venenleiden betroffen. Systematische Studien zeigen, daß knapp 40 Millionen unter leichten Venenbeschwerden leiden, etwa 10 Millionen eine ausgeprägte Krampfaderbildung (Varikosis) und etwa 8 Millionen die Zeichen einer deutlich fortgeschrittenen chronisch-venösen Insuffizienz aufweisen. 1,6 Millionen Menschen haben Unterschenkelgeschwüre. Hinzu kommt, daß jährlich mehr als 30.000 Menschen an den Folgen einer Lungenembolie sterben, der gefährlichsten Komplikation einer tiefen Beinvenenthrombose (Blutpropfbildung).

Auch die volkswirtschaftlichen Auswirkungen von Venenleiden sind nicht unerheblich: Allein in den alten Bundesländern haben im Jahr 1980 Venenerkrankungen Kosten von über 2 Milliarden DM verursacht. Die Ausgaben für die stationäre Versorgung im Krankenhaus haben sich zwischen 1980 und 1990 mehr als verdoppelt, auch die aus der Arbeitsunfähigkeit resultierenden Produktionsausfälle sind gestiegen.

Beängstigend an dieser Volkskrankheit ist die Tatsache, daß Krampfadern offenbar schon im Schulalter beginnen. In einer Bochumer Untersuchung zeigten fast 40 Prozent der Abiturienten bereits kleinere Varizen und 20 Prozent sogar einen Rückfluß im Bereich der großen Saphena-Vene, ein Frühzeichen für eine ausgeprägte Krampfaderbildung. Vor allem in der Pubertät scheinen sich diese Venenleiden besonders zu entwickeln, wobei vermutlich der starke Wachstumsschub in diesem Alter und die verringerte Bewegung eine besondere Rolle spielen.

Wie äußern sich Venenleiden?

Die erhöhte Blutfülle in den ausgesackten Gefäßen führt nicht nur zu kosmetisch unerfreulichen Hautbefunden, sondern auch zu Schweregefühl und leichter Ermüdbarkeit der Beine. In den Fußsohlen ist häufig ein unangenehmes Stechen zu spüren. Außerdem kann der chronische Blutstau Reizungen der Venenwände auslösen und damit schmerzhafte Venenentzündungen provozieren. Das Blut kann in den gestauten Venenknoten gerinnen und somit Blutgerinnsel hervorrufen, die sich von der Venenwand lösen und mit dem Blut über die rechte Herzkammer bis in die Lungengefäße verschleppt werden können (Gefahr einer Lungenembolie).

Beachten Sie

Nicht immer sind Krampfadern von außen erkennbar, insbesondere dann nicht, wenn tiefer gelegene Venen betroffen sind. Kommt es daher über ein Blutgerinnsel zu einer Abflußbehinderung einer tiefen Vene, dann kann das Bein anschwellen. Dies ist ein Alarmzeichen, suchen Sie nach Möglichkeit einen Arzt auf!

Wie entstehen Venenleiden?

Seitdem sich der Mensch vom »Vierfüßler« zum »Zweibeiner« mit aufrechtem Gang entwickelte, muß er mit Venenproblemen kämpfen. Die aufrechte Haltung macht es erforderlich, daß täglich mehr als 4500 Liter sauerstoffarmes Blut gegen die Schwerkraft zum Herzen zurückgepumpt werden müssen. Dies gelingt bei gesundem Bindegewebe, ausreichend gekräftigter Muskulatur und einem genügenden Maß an Bewegung normalerweise problemlos. In unserem »zivilisierten« Leben liegt jedoch dieser Idealzustand bei immer weniger Menschen vor. Vielmehr tragen stundenlanges Sitzen – der Bundesbürger verbringt nach neuesten Untersuchungen mehr als den halben Tag in sitzender Position –, fehlende Bewegung, Übergewicht oder berufsbedingtes Stehen dazu bei, daß der venöse Rückstrom nicht mehr reibungslos abläuft. Hinzu kommt sehr häufig eine erblich oder hormonell bedingte Bindegewebsschwäche, insbesondere bei Frauen. Vor allem in der Schwangerschaft wird der venöse Rückstrom durch das Kind behindert; nach mehreren Schwangerschaften kann es daher leicht zu einer verstärkten Krampfaderbildung kommen.

Wie kann man Venenleiden verhindern?

Um Venenleiden vorzubeugen oder bestehende Venenprobleme in ihrem Fortschreiten zu verlangsamen oder gar zu stoppen, müssen alle bereits erwähnten Risikofaktoren minimiert werden.

Weiterhin sollten Sie verschiedene Verhaltensmaßnahmen beherzigen:

1. Vermeiden Sie es, länger zu stehen!
2. Reduzieren Sie Ihr Gewicht!
3. Sitzen Sie so wenig wie möglich!

4. Sitzen Sie »bewegt«: Stehen Sie immer wieder zwischendurch auf und wechseln Sie häufig Ihre Position!
5. Legen Sie öfters die Beine hoch, damit das Blut besser zum Herzen zurücktransportiert werden kann!
6. Bewegen Sie sich mehr, denn Bewegung fordert den venösen Rückfluß!

Geeignete Sportarten zur Vorbeugung von Venenleiden

Wer also weiß, daß er von den Erbanlagen her, durch seinen Beruf – z.B. vieles Stehen als Verkäufer/in –, aufgrund von Übergewicht oder mehreren Schwangerschaften für Venenleiden anfällig ist, sollte nicht warten, bis es dazu kommt. Tun Sie alles, um sie zu verhindern oder zumindest ihr Entstehen so weit wie möglich zu verzögern!

Die beste Medizin ist hierbei **Bewegung und Sport**. Dies gilt sowohl für die Vorbeugung als auch für bereits bestehende Venenleiden: Wer trainiert, dem geht es besser!

Adäquates und regelmäßiges Training verbessert bei Venenpatienten alle klinischen Symptome wie Spannungsschmerzen, Neigung zur Wassereinlagerung, eingeschränkte Beweglichkeit und Geschwürbildung, und zwar unabhängig vom Stadium der chronisch-venösen Insuffizienz.

Gerade durch den frühen Einsatz einer Kombinationstherapie aus Bewegung, Kompression und Medikamenten, welche die Wassereinlagerung verhindern, kann ein gefährliches Fortschreiten der Krankheit aufgehalten oder abgebremst werden. Bei Bewegung wird der Blutrückstrom durch die Muskelaktivität unterstützt. Wenn Sie das Venensystem regelmäßig durch die Muskelpumpe trainieren, verringert sich die Gefahr einer Krampfaderbildung.

In den Venen befinden sich Venenklappen, die den Blutfluß normalerweise nur in Richtung Herz zulassen. Funktionieren diese Klappen nicht mehr optimal, kann es zu dem oben erwähnten Blutstau im Bereich der Beine und den damit verbundenen Problemen kommen.

Zur Vorbeugung von Venenleiden eignet sich nicht jede »Beinarbeit« in gleicher Weise. So sind z.B. stets gleichgerichtete und sich wiederholende sportliche Aktivitäten in aufrechter Körperhaltung, wie z.B. Walking oder Jogging, nicht optimal, weil hierbei der venöse Rückfluß trotz der »Muskelpumpe« erschwert ist.

Gleiches gilt für **Radfahren,** da sich hierbei die Sitzhaltung und die damit verbundene Druckerhöhung im Bauchraum negativ auswirken. Ideal sind jedoch die sogenannten **Liegefahrräder,** die Sie heute bereits in vielen Fachgeschäften bekommen können. Dabei ist es gar nicht notwendig, »richtig zu fahren«; ein Pedaltreten im Zimmer würde bereits genügen.

Geeignet sind auch Treppensteigen, (Barfuß-)Laufen oder Tanzen, um auf die ungefähre Richtzahl von 3000 Schritten pro Tag zu kommen, was die Bildung von Krampfadern verhindert oder zumindest erschwert.

Gegen gelegentliches Radfahren, Wandern und Joggen ist auch bei Venenpatienten nichts einzuwenden. Vor exzessiven Aktivitäten sei allerdings gewarnt! Die Vielseitigkeit der verschiedenen sportlichen Aktivitäten sollte stets im Vordergrund stehen.

Die bei Venenleiden am besten geeignete Sportart ist das **Schwimmen**. Die besonderen Vorteile des Schwimmens bestehen in folgenden Punkten:

1. Die Beine werden in waagrechter Körperlage belastet. Dadurch wird der venöse Rückfluß begünstigt.
2. Der Wasserdruck von außen wirkt als zusätzliche externe »Venenmassage«, die den Blutrückfluß weiter optimiert.
3. Durch die Muskelarbeit wird Druck auf die Venen ausgeübt und das Blut mit Hilfe der Venenklappen in Richtung Herz gepreßt.
4. Wenn Sie darüber hinaus noch in kaltem Wasser schwimmen, ziehen sich die Venen zusätzlich zusammen. Auch dadurch beschleunigt sich der Blutrückfluß zum Herzen.

Ähnliche Effekte werden auch bei den sogenannten Kneippschen Kuren mit Hilfe kalter Güsse oder Treten in kaltem Wasser angestrebt. Die kalte Dusche und das Eintauchen in das Kaltwasserbecken nach dem Saunabad verfolgen ähnliche Ziele.

Günstig sind weiterhin Sportarten, bei denen die Ansprüche an die Muskulatur und damit auch die Bewegungsmuster ständig wechseln: Tennis, Family-Tennis (mit Schaumgummibällen und im Kleinfeld), Tischtennis, Federball oder Volleyball eignen sich in dieser Hinsicht in besonderem Maße.

Auch die **Gymnastik** ist hier mit einzureihen, denn Sie können damit in verschiedenen Körperlagen und in variabler Form ein sehr gezieltes Venentraining durchführen.

Beachten Sie

Sollten sich – aus welchen Gründen auch immer – Entzündungs- und Stauungserscheinungen einstellen, so daß die Venen schmerzen und die Beine anschwellen, dann besteht bei Patienten mit Krampfadern Gefahr: Ein Blutgerinnsel könnte aus dem Venenbett fortgerissen werden und zu den bereits beschriebenen Komplikationen führen. In dieser Situation sollten Sie auf sportliche Aktivitäten verzichten und unbedingt einen Arzt aufsuchen.

Niedriger Blutdruck

Was versteht man unter niedrigem Blutdruck?

Von einem niedrigen Blutdruck (auch als **Hypotonie** bezeichnet) spricht man, wenn der systolische (obere) Wert – er ergibt sich bei der Herzkontraktion – unter 110 mmHg (Männer) bzw. 100 mmHg (Frauen), der **diastolische** (untere) Wert – er wird in der Herzpause gemessen – bei beiden unter 60 mmHg liegt.

Niederer Blutdruck kommt vor allem bei Frauen vor und ist im allgemeinen keine Krankheit. Im Gegenteil: Er schont die Gefäße und führt nicht, wie dies beim Bluthochdruck der Fall ist, zu einem frühzeitigen Verschleiß, zur Arteriosklerose (Gefäßverkalkung). Manche Mediziner bezeichnen niedrigen Blutdruck gar als »eine gute Lebensversicherung«, weil er eine Art Garantieschein dafür ist, nicht frühzeitig am Herzinfarkt oder Schlaganfall zu sterben.

Personen mit niedrigem Blutdruck (Hypotoniker) haben daher meist eine erhöhte Lebenserwartung.

Dennoch ist niederer Blutdruck bisweilen mit einigen unangenehmen Beschwerden verbunden. Eine schwedische Studie aus dem Jahre 1993 zeigt, daß erniedrigte systolische und diastolische Blutdruckwerte zu unterschiedlichen körperlich-geistigen Befindensstörungen führen können:

Erniedrigte systolische Blutdruckwerte standen dabei in enger Verbindung mit einem subjektiv beeinträchtigten physischen und psychischen Wohlbefinden. Die Probanden klagten über fehlenden »geistigen Schwung« und mangelndes Selbstvertrauen.

Erniedrigte diastolische Blutdruckwerte beeinträchtigten das Erinnerungsvermögen, setzten die Leistungskraft herab und bewirkten, daß die Testpersonen schneller die Geduld verloren. Ähnlich wie beim systolischen Wert war auch ihr Selbstvertrauen reduziert.

Typisch für Personen mit niedrigem Blutdruck sind sogenannte **Regulationsstörungen** (Orthostaseprobleme), die bei plötzlichen Lagewechseln, wie z.B. beim Aufrichten, zu Schwindelerscheinungen, zum »Schwarzwerden« vor den Augen bis hin zu kurzfristigen Ohnmachtsanfällen führen können.

Diese Regulationsstörungen beruhen darauf, daß beim plötzlichen Aufstehen das Blut in den Beinen »versackt«, weil die Gegenregulation der Gefäße nicht ausreicht. Es kann nicht genügend Blut zurück ins Herz befördert werden. Dadurch fällt die Förderleistung des Herzens vorübergehend so stark ab, daß das Gehirn kurzfristig unter einem Blut- und damit Sauerstoffmangel leidet, der die oben geschilderten Beschwerdebilder auslösen kann.

Obwohl es sicherlich viele Menschen mit niedrigem Blutdruck gibt, die nicht die geringsten Probleme haben, scheinen sich die oben gemachten Aussagen doch recht gut mit dem Volksmund zu decken, der ein Zuwenig an Blutdruck schon immer gerne mit Schlappheit, Antriebslosigkeit und Startschwierigkeiten am frühen Morgen – oft auch als »Morgenmuffel« bezeichnet – verbunden hat.

Wodurch kommt es zu niedrigem Blutdruck?

Niedriger Blutdruck ist vor allem anlagebedingt und typisch für das weibliche Geschlecht. Ist die Muskulatur nur gering entwickelt und kommt noch chronischer Bewegungsmangel hinzu, wird der Blutdruck noch weiter gesenkt. Auch der Konsum von Alkohol kann bei Hypotonikern zu einem Blutdruckabfall führen, denn Alkohol erweitert die Gefäße.

Gleiches gilt für eine starke Sonnenbestrahlung oder Wärmeeinwirkung: auch hier kommt es über die Weitstellung der Gefäße zu einem Abzug von Blut in die »Peripherie« der Haut. Mögliche Folgen sind eine verringerte Gehirndurchblutung und damit eine erhöhte Mattigkeit oder gar Benommenheit.

Wie läßt sich niedriger Blutdruck anheben?

Bei bestehender Hypotonie sollten alle Faktoren ausgeschaltet werden, die den Blutdruck wirksam senken. In diesem Sinne sollte auch ein bestehendes Untergewicht normalisiert werden. Da der Blutdruck stark vom Körpergewicht abhängt, sollten untergewichtige und muskelschwache Personen versuchen, durch eine sinnvolle Gewichtszunahme und ein entsprechendes Training ihren Blutdruck zu normalisieren.

Neben passiven Maßnahmen wie Kaltwasseranwendungen u.ä. eignet sich vor allem körperliche Aktivität, um den Blutdruck zu steigern.

An erster Stelle unter den körperlichen Aktivitäten stehen Sportarten, die kraft- und schnellkraftbetont sind. Ihre Trainingsreize versetzen die Muskulatur in einen höheren Spannungszustand (**erhöhter Muskeltonus**). Dadurch nimmt der periphere Gefäßwiderstand zu, und der Blutdruck steigt an.

Da bereits ein einziges Krafttraining die belastete Muskulatur bis zu 48 Stunden unter erhöhte Spannung stellen und damit etwa für zwei Tage den Blutdruck anheben kann, ist es wichtig, entsprechende sportliche Aktivitäten nicht sporadisch, sondern regelmäßig durchzuführen.

Ein erhöhter Muskeltonus durch kraft- oder schnellkraftorientiertes Training hat darüber hinaus noch den Vorteil, daß er die Stimmung hebt und antidepressiv wirkt.

Geeignete Sportarten zur Blutdrucksteigerung

Zur Erhöhung des Blutdrucks eignen sich besonders Sportarten, bei denen Kraft und Schnellkraft betonte sind, wie z.B.:

Krafttraining

Dank eines gezielten Krafttrainings nehmen Muskelmasse und -umfang zu, der Muskel hypertrophiert. Dadurch kommt es bei Personen mit erniedrigten Werten automatisch zu einer Blutdrucksteigerung. Wer kennt nicht die Wirkung einiger Kniebeugen oder mehrerer aneinandergereihter Hocksprünge?

> **Beachten Sie**
>
> *Wenn Sie ein Krafttraining im Rahmen eines Zirkeltrainings durchführen, dann sollten Sie unbedingt auf eine »aktive Pause« während der verschiedenen Übungen Wert legen. Besonders nach Übungen, welche die großen Beinmuskeln beanspruchen (beispielsweise Kniebeugen) dürfen Sie unter gar keinen Umständen eine »Sitzpause« einlegen. Sonst kann es zu einem Versacken des Blutes in den weitgestellten (da vorher belasteten) Beingefäßen, zu Schwindel oder gar zu einer kurzen Ohnmacht mit Sturzgefahr kommen.*

Gymnastik (in den verschiedenen Ausführungsarten)

Wichtig ist dabei, daß möglichst viele und große Muskelgruppen in die Übungen einbezogen werden. Je mehr Muskeln Sie in Spannung versetzen, desto ausgeprägter ist die blutdrucksteigernde Wirkung!

Sportspiele

Alle kleinen und großen Sportspiele führen aufgrund ihrer vielseitigen Belastungsansprüche zu einem Blutdruckanstieg. Typisch für alle Spiele sind auch die kurzzeitigen Belastungsspitzen durch schnelle Lauf- und Sprungaktivitäten, die stets mit erhöhtem Blutdruck einhergehen.

Schwimmen

Eine Steigerung des Blutdrucks läßt sich erreichen, indem man kurzfristige Tempopassagen einbaut und Sie mehrmals wiederholt.

Ski alpin

Skifahren führt zum einen über die ständige isometrische Anspannung der Haltemuskulatur, zum anderen über die stets wiederkehrenden hochdynamischen Richtungsänderungen zu einem ausgeprägten Blutdruckanstieg.

Bei vorliegenden **Regulationsstörungen** sollten Sie anstreben, Ihren Blutdruck mit einem Ausdauertraining (s. Seite 39) zu normalisieren. Dabei empfiehlt es sich, zuerst über einen längeren Zeitraum mit gleichmäßiger Geschwindigkeit – langfristiges Ziel: etwa 30 Minuten jeden zweiten Tag – zu laufen. Dann sollten Sie zum Tempowechsellaufen und Intervallaufen übergehen, um den Organismus allmählich an wechselnde Regulationsbedürfnisse heranzuführen.

> **Beachten Sie**
>
> *Was dem Blutdruck förderlich ist, darf dem Bewegungsapparat oder dem Herz-Kreislauf-System nicht schaden. Bei eventuell vorliegenden individuellen Risikofaktoren sollten Sie vor Aufnahme eines Trainings in »Eigenregie« unbedingt den Arzt konsultieren.*

Zusammenfassend läßt sich feststellen, daß der **Hypotoniker** vieles machen sollte, was dem **Hypertoniker** verboten ist. Für den Hypotoniker sind alle physisch wie psychisch fordernden Sportarten günstig. Wettkampfstreß und ähnlich »belebende« Momente wirken ähnlich blutdrucksteigernd wie kraftorientiertes Training. Eine regelmäßig betriebene Hausgymnastik sollte die »Mindestforderung« für eine Blutdrucknormalisierung darstellen.

Depressionen

Was versteht man unter einer Depression?

Depressionen gehören zu den Gemütskrankheiten, bei denen die Stimmungslage verändert ist. Man unterscheidet **depressive** Gemütskrankheiten – hier ist die Stimmungslage stark gedrückt, man fühlt sich mutlos, niedergeschlagen, antriebsschwach und leidet häufig unter Minderwertigkeits- und Schuldgefühlen – von **manischen**, bei denen die Gefühle übersteigert erscheinen und die Stimmungslage euphorisch überdreht ist.

Beide Krankheitsgruppen beruhen auf einer gestörten Beziehung zu Umwelt und Mitmenschen.

Wodurch werden Depressionen ausgelöst?

Man unterscheidet je nach Entstehungsursache drei Formen von Depression:

1. Symptomatische depressive Psychosen
Um diese Art der Depression handelt es sich, wenn ein ursächlicher Zusammenhang mit einer körperlichen Erkrankung oder einer Funktionsstörung hergestellt werden kann. Dabei sind in erster Linie Hirnerkrankungen, wie z.B. Gefäßverkalkungen oder zellabbauende Prozesse, zu nennen; aber auch außerhalb des Gehirns vorliegende Störungen, welche die Hirnfunktion negativ beeinflussen – beispielsweise eine Herzinsuffizienz – können als Urheber in Frage kommen.

2. Endogene Depressionen
Dazu zählt man all jene Fälle von Depression, die keine unmittelbare körperliche Ursache erkennen lassen. Man kann sie mit Hilfe eines Symptomkomplexes beschreiben:

- ☐ Schwermütige Stimmung,
- ☐ Früherwachen,
- ☐ Tagesschwankungen im psychischen Befinden,
- ☐ Antriebsstörungen.

3. Neurotische und reaktive Depressionen
Sie entwickeln sich auf der Grundlage gravierender Veränderungen der Lebensumstände. Ausgelöst werden reaktive Depressionen – sie nehmen mit steigendem Alter zu – vor allem durch schwere seelische Belastungen, Unglücksfälle oder schmerzliche Verluste, z.B. der Gesundheit oder des Lebenspartners.

Von Bedeutung ist oft auch der Eintritt ins Rentenalter. Hier spielt vor allem der Wegfall von Aufgaben und Pflichten eine wichtige Rolle, und das um so mehr, wenn damit noch ein Umzug aus der häuslichen Umgebung in ein Alters- oder Pflegeheim verbunden ist. Ein derartiger Wechsel wird von älteren Menschen vielfach als bedrohlich empfunden und erzeugt Angst.

Auch bestimmte Medikamente können Depressionen auslösen.

Welche Symptome weisen auf eine Depression hin?

Häufige Symptome einer Depression sind neben der gedrückten Stimmungslage **Unruhe** und **Hypochondrie**. Unter einem Hypochonder versteht man dabei einen Menschen, der sich aus ständiger Angst, krank zu sein oder zu werden, fortwährend selbst beobachtet und schon geringfügige Beschwerden als Krankheitssymptome deutet.

Eine Depression im Alter verbirgt sich oft hinter einem allgemeinen Gefühl der Erschöpfung und Schwäche; auch verschiedene körperliche Mißempfindungen können Anzeichen für eine Depression sein.

Die Symptome reichen von diffusen Schmerzen oder Beschwerden wie Herzjagen, Oberbauchbeschwerden oder Globusgefühl (Gefühl, als ob einem ein Kloß im Halse steckt) bis hin zu Einschlafstörungen, depressiven Denkinhalten und Zukunftsangst.

Welche gesundheitspolitische Bedeutung haben Depressionen?

Depressionen zählen mit zu den häufigsten Krankheitsbildern unserer modernen Industriegesellschaft. Sie nehmen mit steigendem Alter noch zu und werden aufgrund der veränderten Alterspyramide – sie ist durch eine Zunahme älterer und eine Abnahme jüngerer Menschen zu charakterisieren – bereits in naher Zukunft ein brisantes Problem darstellen. Man schätzt, daß

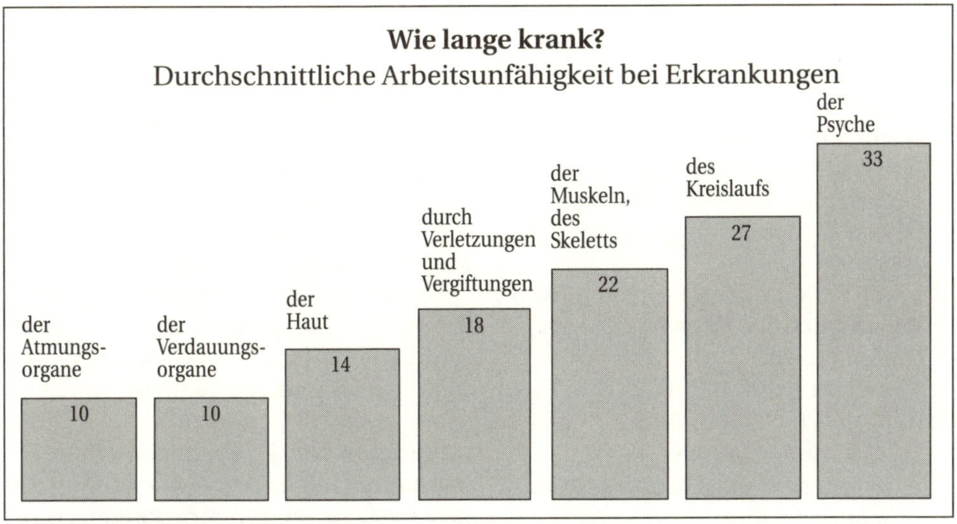

Spitzenreiter der Erkrankungen, die zu langem Arbeitsausfall führen, ist die Depression.

etwa 12 bis 15 Prozent der selbständig lebenden und sogar 40 bis 55 Prozent der in Heimen versorgten älteren Menschen unter leichten bis mittelschweren Depressionen leiden.

Volkswirtschaftlich sind Depressionen von besonderer Bedeutung, da sie zu den Krankheiten mit der längsten Arbeitsunfähigkeit führen. Dabei ist zu beachten, daß die Dauer der Arbeitsunfähigkeit mit zunehmendem Alter ansteigt.

Wie kann man Depressionen verhindern?

Zum einen sind die verschiedenen Ursachen so weit wie möglich zu beseitigen oder zu minimieren; dies betrifft vor allem organische Grundkrankheiten. Zum anderen sollten, wenn bereits eine Depression besteht, bestimmte Richtlinien im Umgang mit depressiven Personen berücksichtigt werden:

Was soll man nicht tun?
- Auffordern, sich zusammenzureißen und aktiv zu sein.
- Überreden, in fröhliche Gesellschaft zu gehen.
- In die Ferien oder zur Kur schicken.
- Lebenswichtige Entscheidungen treffen lassen.
- Aktivierung durch Physio- und Ergotherapie zu früh initiieren.
- Suizidimpulse tabuisieren.
- Behaupten, es gehe schon besser.

Was soll man tun?
+ Motive und erbliche Faktoren der Erkrankung aufklären.
+ Den Patienten über die Art seiner Erkrankung und die gute Prognose informieren.
+ Den Behandlungsplan und mögliche Nebeneffekte der antidepressiven Pharmakotherapie erörtern.
+ Auf zeitweise Stimmungsschwankungen während der Behandlung hinweisen.
+ Über Suizidgedanken und -impulse offen sprechen.
+ Kleinere therapeutische Fortschritte, die der Patient angibt, betonen, denn dies festigt das Selbstwertgefühl des Kranken.
+ Die Familienangehörigen in die Betreuung einbeziehen.

Darüber hinaus sollte versucht werden, die Depression durch vermehrte körperliche Aktivitäten und durch sportliche Betätigung weiter abzuschwächen.

Geeignete Sportarten bei Depressionen

Sportliche Aktivitäten oder sportliches Training verändern den Körper sowohl unmittelbar als auch langfristig auf vielfältige Weise. Daß dabei auch eine psychische Beeinflussung stattfindet, versteht sich von selbst.

Durch körperliche Betätigung werden verschiedene Mechanismen in Gang gesetzt, welche die Stimmung aufhellen, Ängste und Depressionen reduzieren und das Selbstbewußtsein positiv verstärken. Körperlich aktive Menschen weisen im allgemeinen ein stärkeres Gefühl von Zufriedenheit auf als jene, die überhaupt keinen Sport treiben.

Körperliches Training erhöht den **Muskeltonus** (die muskuläre Spannung), wodurch sich die Stimmungslage verbessert; die ganze Lebenseinstellung wird optimistischer. Aus diesem Grunde eignen sich Sportarten, die ein kraftorientiertes Training wie z.B. Konditionsgymnastik beinhalten, in besonderem Maße, um eine bestehende Depression abzuschwächen.

Körperliches Training – und hier kommt den **Ausdauersportarten** eine Sonderrolle zu – führt zu einer gesteigerten Ausschüttung von **Endorphinen.** Das sind körpereigene, dem Morphium ähnliche Substanzen, die einerseits Schmerzen dämpfen, andererseits einen euphorisierenden Effekt auf die individuelle Stimmung ausüben. Bei Ausdauersportlern wird vom sogenannten »runners high« (»Läufer-Hoch«) gesprochen. Es wird sogar berichtet, daß es richtiggehend »süchtige« Läufer gibt, die mitten in der Nacht aufstehen müssen, um sich durch einige Laufkilometer wieder in ihr angestrebtes Stimmungshoch zu versetzen. Je anstrengender bzw. je umfangreicher die Belastung ist, desto ausgeprägter ist die stimmungsaufhellende Wirkung.

Menschen mit ausgeprägten sozialen Bedürfnissen sollten Sportarten betrei-

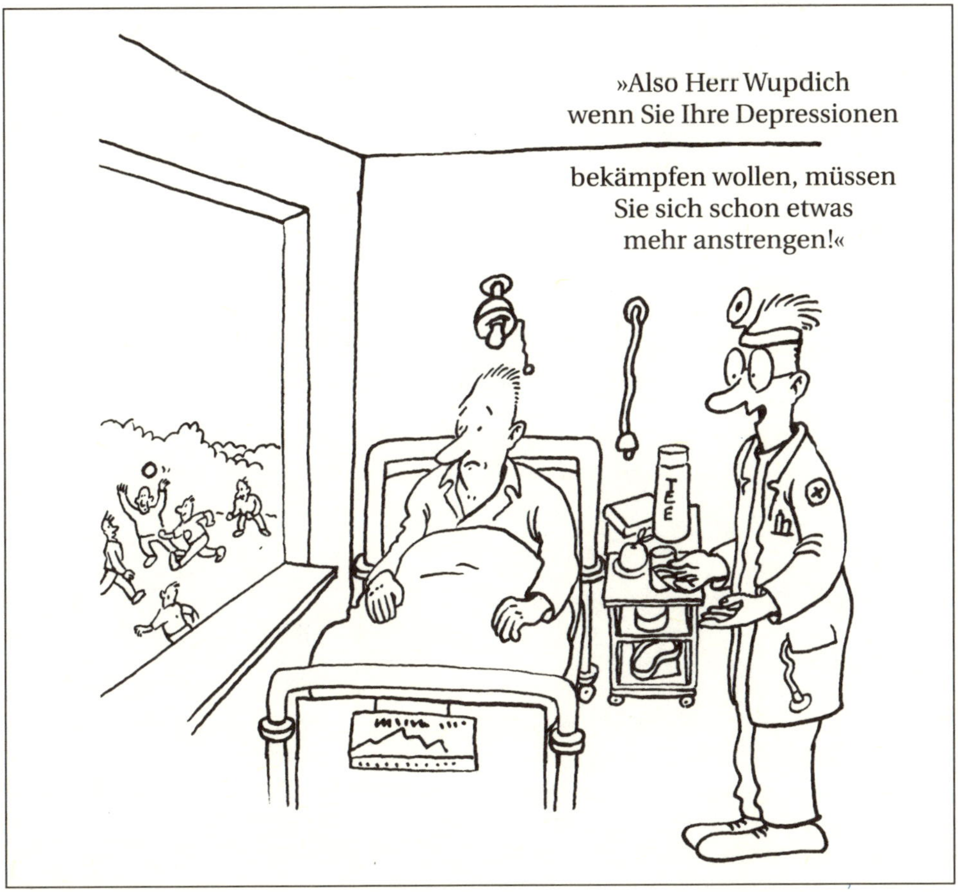
»Also Herr Wupdich
wenn Sie Ihre Depressionen
bekämpfen wollen, müssen
Sie sich schon etwas
mehr anstrengen!«
TEE

ben, bei denen sie mit vielen Menschen in Kontakt kommen, wie z.B. Tanz, Ballsportarten oder gemeinsames Wandern.

Beachten Sie

Körperliche Aktivität zeitigt nur dann eine entsprechende Dauerwirkung, wenn sie regelmäßig ausgeübt wird. Ebenso eignen sich für den Abbau von Depressionen nur solche Sportarten, die auch gerne ausgeführt werden. Wenn jemand schon mit Abneigung an eine sportliche Aktivität herangeht, dann werden diese Effekte nicht oder lediglich in sehr geringem Maße auftreten.

Zusammenfassend kann festgehalten werden: Wer zu Depressionen neigt, sollte sich mehr bewegen, da klare Zusammenhänge zwischen gewohnheitsmäßiger körperlicher Aktivität und verbesserter Stimmungslage bestehen. Bei einer leichten Depression kann Sport Ängste lösen, beruhigend wirken und damit die Einnahme von Medikamenten verringern bzw. ganz unnötig machen.

Auch an die vorbeugende Wirkung körperlicher Aktivitäten sollte gedacht werden: Es gibt hinreichend Indizien, daß ein psychisch (noch) Gesunder durch sportliche Betätigung »resistenter« gegen depressive Erkrankungen werden kann.

Schlafstörungen

Was versteht man unter Schlafstörungen?

Schlafstörungen (Insomnien) beinhalten einerseits Einschlaf- und Durchschlafstörungen, andererseits zu kurze Schlafzeiten durch zu frühes morgendliches Aufwachen.

Etwa ein Drittel der Bevölkerung hat Probleme mit dem Schlaf. Bei den über 60jährigen steigt dieser Anteil auf über 50 Prozent an. Ältere Menschen schlafen demnach schlechter als jüngere, und die Zahl der Schlafstörungen nimmt mit ansteigendem Alter zu. Während bei den unter 65jährigen nur jeder 5. über eine schwere Schlaflosigkeit klagt, ist es bei den über 65jährigen bereits jeder 4. Etwa 60 Prozent der über 65jährigen klagen über Einschlafstörungen und sogar 95 Prozent über ein zu frühes Aufwachen.

Wie äußern sich Schlafstörungen?

Schlafstörungen sind keine Krankheit, sondern Ausdruck oder Symptom völlig unterschiedlicher Ursachen. Allerdings können Schlafstörungen langfristig zu Aggressivität, Konzentrationsstörungen und Leistungsabfall führen, da es nicht mehr in ausreichendem Maß zu den wichtigen Tiefschlafphasen kommt. Diese sind deshalb von Bedeutung, weil hier u.a. das Wachstumshormon ausgeschüttet wird, das für Erholung und Regeneration sorgt.

Sehr oft entwickelt sich im Zusammenhang mit längerdauernden Schlafstörungen ein **Teufelskreis.** Der gestörte Schlaf verursacht eine erhöhte Erregbarkeit; die dadurch hervorgerufene Angst vor der kommenden Nacht führt zu einer nervösen Überaktivität, die wiederum einen beschleunigten Herzschlag und damit eine verstärkte Schlaflosigkeit hervorruft. Zusätzlich wird die Schlafstörung noch durch den Versuch verstärkt, den Schlaf zu »erzwingen«.

Wie entstehen Schlafstörungen?

Bei jüngeren Menschen treten überwiegend psychogen ausgelöste Schlafstörungen auf; Sorgen, Ängste, Kummer, aber auch extreme Freude und starke Gefühlsempfindungen können hier von Bedeutung sein.

Dagegen sind es beim älteren Menschen oftmals organische Erkrankungen, die zur Schlaflosigkeit führen. Ein erheblicher Anteil der Schlafstörungen älterer Menschen (geriatrische Insomnien) ist durch die Verbindung psychischer und körperlicher Komponenten bedingt, wie die Abbildung auf Seite 122 und die Tabelle auf Seite 123 f. deutlich zeigen.

Die **Ursachen von Schlafstörungen** sind demnach äußerst vielfältig. Sie

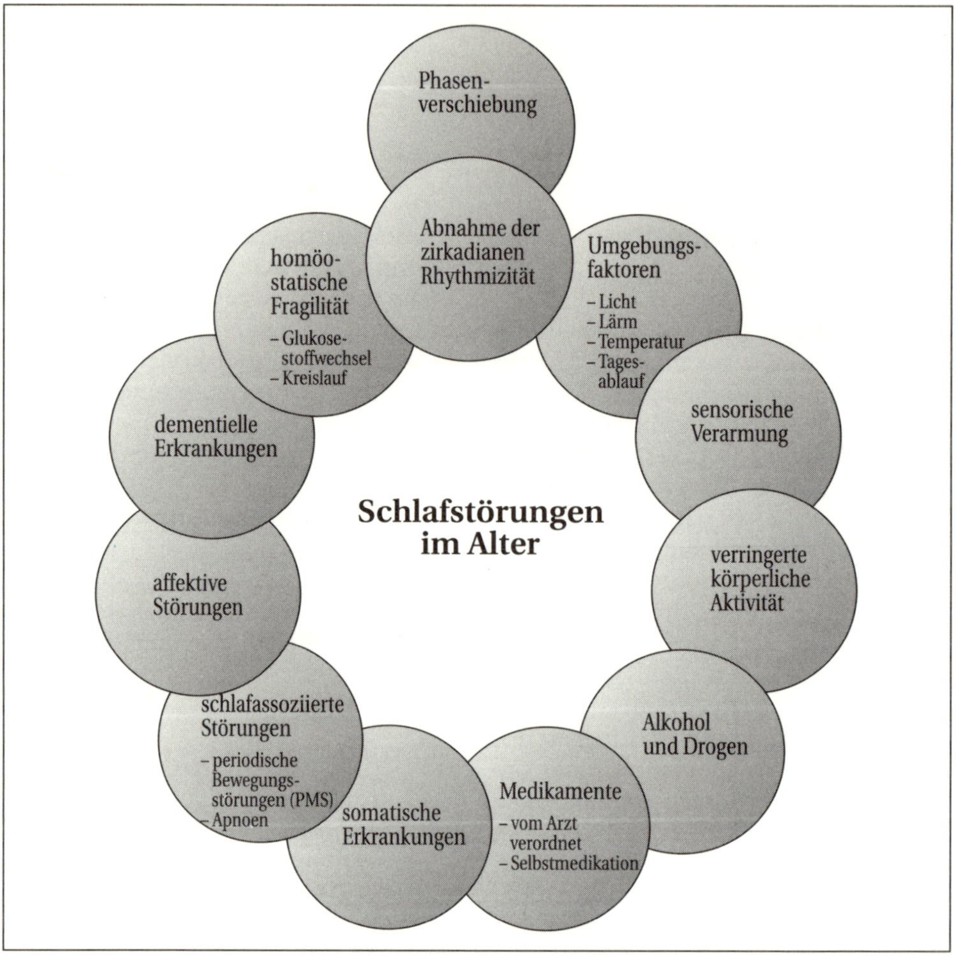

Faktoren, die die Schlafqualität im Alter beeinflussen.

lassen sich in folgende Hauptgruppen einteilen:

Physiologische Veränderungen im Alter

Im Laufe der Jahre werden die Tiefschlafphasen weniger, und die Schlafphasen wechseln häufiger. Der verminderte Nachtschlaf wird tagsüber zumindest teilweise durch eingeschobene Schlafphasen, sogenannte »Tagesnickerchen«, wieder ausgeglichen. Vor allem der Mittagsschlaf – er wird von nur etwa 12 Prozent der 18- bis 35jährigen, aber von mehr als 50 Prozent der über 65jährigen gehalten – ist hier positiv zu nennen. Aufgrund seiner hohen Anteile an Tiefschlaf hat er nach neuesten Untersuchungen sogar einen lebensverlängernden Effekt.

Insgesamt nimmt im Alter der Nachtschlaf kontinuierlich ab; dazu tragen die verlängerte Einschlafzeit, die häufigen nächtlichen Wachphasen und das vorzeitige Erwachen bei.

Exogene Faktoren

Exogen nennt man Schlafstörungen, die von außen, aus der Umgebung in Gang gesetzt sind. Exogene Schlafstörungen werden meist durch ungewohnte Ereignisse ausgelöst. Der Patient hat »die ganze Nacht kein Auge zugetan«, weil er in eine fremde Umgebung kam (Eintritt in ein Krankenhaus, Altersheim, Pflegeanstalt, Wohnungswechsel), ein ungewohntes Bett benutzte oder unter veränderten Raum-, Licht- oder Temperaturbedingungen nächtigen mußte.

Psychische Störungen

Seelische Belastungen wie Trauer um den Lebenspartner, finanzielle Sorgen, Prüfungsangst, Schuldgefühle oder diffuse Lebensängste (»was wird aus mir werden, wenn…«) lösen im Alter oftmals Schlafstörungen aus. Daher ist es nicht verwunderlich, daß 90 Prozent aller Depressiven über Schlafstörungen klagen.

Körperliche Krankheiten

Vielfältige körperliche Erkrankungen können schlafstörende Auswirkungen haben:

Herz-Kreislauf-Erkrankungen
- ☐ Herzrhythmusstörungen
- ☐ Anfälle von Herzstechen (Angina pectoris)
- ☐ Linksherzinsuffizienz mit anfallsweiser Atemnot oder Lungenödem (Wasserbildung in der Lunge)
- ☐ Rechtsherzinsuffizienz mit nächtlichem Wasserlassen
- ☐ Krisenhafter Bluthochdruck
- ☐ Nächtlicher Blutdruckabfall

Krankheiten der Atemorgane
- ☐ Nächtliche Asthmaattacken bei bestehender Lungenkrankheit
- ☐ Hustenanfälle bei chronischer Bronchitis oder bei Lungenkrebs
- ☐ Atemstillstand im Schlaf (Schlaf-Apnoe-Syndrom)

Rheumatische Krankheiten
- ☐ Rheumatische Muskelerkrankung
- ☐ Bindegewebs-Muskelschmerz-Krankheitsbild

Osteoporose (Knochenschwund)

Magen-Darm-Störungen
- ☐ Zwölffingerdarmgeschwür
- ☐ Zwerchfellbruch mit Entzündung der Speiseröhre
- ☐ Magen-Darm-Krebs

Endokrinologische Erkrankungen
- ☐ Schilddrüsenüberfunktion
- ☐ Nächtliche Unterzuckerungen bei Diabetes mellitus

Nierenkrankheiten

Neurologische Krankheiten
- ☐ Nächtliche Mißempfindungen bei verschiedenen Hand- und Fußerkrankungen
- ☐ Muskelzuckungen
- ☐ Restless-legs-Syndrom (Kribbeln in den Beinen)
- ☐ Burning-feet-Syndrom (Fußbrennen)
- ☐ Polyneuropathien (Nervenentzündungen)
- ☐ Nächtlicher Kopfschmerz und Migräne
- ☐ Schüttellähmung (Morbus Parkinson)

- ☐ Gehirngefäß-Insuffizienz
- ☐ Hirnabbauprozesse (Morbus Alzheimer, Demenz)
- ☐ Nächtliche Krampfanfälle

Juckreiz

- ☐ Bei verschiedenen Hauterkrankungen
- ☐ Im Alter

Medikamente

Eine ganze Reihe von Medikamenten kann Schlafstörungen hervorrufen:

Katecholamine

- ☐ Beta-2-Mimetika
- ☐ »Kreislaufmittel«

Stimulanzien

- ☐ Theophyllin-Präparate
- ☐ Appetitzügler
- ☐ Weckamine
- ☐ Thymeretika

Herz-Kreislauf-Mittel

- ☐ Digitalisglykoside (durch Auslösung von Herzrhythmusstörungen)
- ☐ Diuretika (durch nächtliche Diurese, aber auch mitunter durch nächtliche Muskelkrämpfe infolge Kaliummangel)
- ☐ Betablocker und Kalziumantagonisten (durch Verlangsamung des Herzschlags)
- ☐ Reserpin (durch nächtliche Blutdrucksenkung)

Hormone

- ☐ Kortikoide
- ☐ Schilddrüsenhormone

Neuropharmaka

- ☐ Anti-Parkinson-Mittel (L-Dopa)
- ☐ MAO-Hemmer
- ☐ Antiepileptika (Phenytoine)

Da mit zunehmendem Alter der Medikamentenverbrauch steigt (s. Seite 21), sollte bei der Suche nach der Ursache einer Schlafstörung auch dieser Faktor berücksichtigt werden.

Mangelnde körperliche Bewegung

Wenn Sie sich zu wenig bewegen und zu selten an der frischen Luft sind, dann führt dies zwar zu einem chronischen Zustand des »Ständig-müde-Seins«, aber nicht zu einem Gefühl gesunder, wohliger Erschöpfung von der täglichen Mühsal. Während Kinder, Jugendliche und junge Erwachsene am Abend »todmüde« ins Bett fallen und sich durch tiefen Schlaf wieder völlig erholen, gehen ältere Menschen oftmals mit einem unzureichenden Müdigkeitsgefühl zu Bett.

Wie kann man Schlafstörungen beheben?

Schlafstörungen können erfolgreich beseitigt werden, vorausgesetzt, man kennt ihre Ursachen. Nur dann ist ein gezieltes Vorgehen möglich. Darüber hinaus können Sie selbst etwas gegen Ihre Schlafstörungen tun, indem Sie Ihre »Schlafhygiene« verbessern. Ändern Sie eingefahrene Verhaltensweisen, die einen gesunden Schlaf behindern, und beachten Sie vor allem folgende Punkte:

- ☐ Essen Sie abends wenig und nicht zu spät!
- ☐ Gehen Sie nur zu Bett, um zu schlafen (und nicht um zu lesen oder im Bett fernzusehen)!
- ☐ Dehnen Sie stressende Tätigkeiten nicht bis zur unmittelbaren Schlafenszeit aus!

- □ Führen Sie unmittelbar vor dem Zubettgehen keine Diskussionen, die Sie belasten!
- □ Schaffen Sie sich ein täglich wiederkehrendes Schlaf- oder Entspannungsritual, z. B. Hund hinauslassen, Licht im Wohnraum löschen, Toilette erledigen, Schlafkleidung anlegen etc. Jeder kennt im allgemeinen sein bevorzugtes Verhalten, das beim Abschalten vom Tagesgeschehen äußerst hilfreich sein kann.
- □ Stehen Sie wieder auf, wenn das Einschlafen nicht gelingen will, und beschäftigen Sie sich anderweitig!
- □ Erlernen Sie schlafbegünstigende Entspannungstechniken wie autogenes Training oder progressive Muskelrelaxation!
- □ Hören Sie entspannende Musik!
- □ Gönnen Sie sich etwas Zeit für Muße und Meditation!
- □ Seien Sie vor dem Zubettgehen aktiv, aber übertreiben Sie nicht. Meiden Sie schwere körperliche Anstrengungen!

Welche körperlichen Aktivitäten fördern einen gesunden Schlaf?

Nicht jede körperliche Aktivität eignet sich in gleicher Weise, um seinen Schlaf zu optimieren. Im Vordergrund sollten Belastungen stehen, die keinen psychophysischen Streß erzeugen und so zu einer allgemeinen, schlafbegünstigenden Dämpfung und Entspannung führen. Am günstigsten sind:

- □ Abendliche Spaziergänge in ruhiger, beschaulicher Umgebung
- □ Geruhsames Schwimmen in warmem Wasser
- □ Wassergymnastik
- □ Abendgymnastik
- □ Bewegung/Tanz zu ruhiger Musik
- □ Yoga
- □ Tai Chi

Zusammenfassend läßt sich feststellen, daß Schlafstörungen eine Vielzahl von völlig unterschiedlichen Ursachen haben können. Die Ausschaltung dieser Störfaktoren stellt die Grundvoraussetzung für weitere schlaffördernde Maßnahmen dar. Körperliche Aktivitäten mit niedriger Belastungsintensität, wie z.B. abendliches Spazierengehen, eignen sich dabei in besonderem Maße. Sie sorgen für die notwendige psychophysische Dämpfung, die einem gesunden Schlaf vorausgehen sollte.

Störungen des Immunsystems

Wie funktioniert das Immunsystem?

Das Abwehrsystem unseres Körpers wird als **Immunsystem** bezeichnet. Es handelt sich dabei um ein hoch differenziertes System, das uns gegen eine Vielzahl von Krankheitserregern, wie infektiöse Mikroorganismen, Bakterien, Viren, Pilze und auch Parasiten, beschützt und krankheitserzeugende Schädigungen verhindert.

Das Immunsystem ist ein über den gesamten Organismus verteiltes Organ aus beweglichen weißen Blutzellen (Leukozyten). Diese weißen Blutzellen werden unterteilt in Granulozyten (ca. 70 %), Monozyten/Makrozyten, auch Freßzellen genannt (etwa 10 %) und Lymphozyten (etwa 20 %).

Diese Zellen bilden eine aufeinander abgestimmte »Kampfmannschaft«, die sich in ständiger Auseinandersetzung mit unserer mikrobiellen Umgebung befindet. Ihre Abwehrstärke entscheidet, zusammen mit einigen weiteren, z.B. zellulären Mechanismen, über Gesundheit und Krankheit.

Wodurch wird das Immunsystem beeinflußt?

Verschiedene Faktoren beeinflussen unsere Abwehrkraft. Es zeigt sich, daß dabei zum einen **endogene** Faktoren –

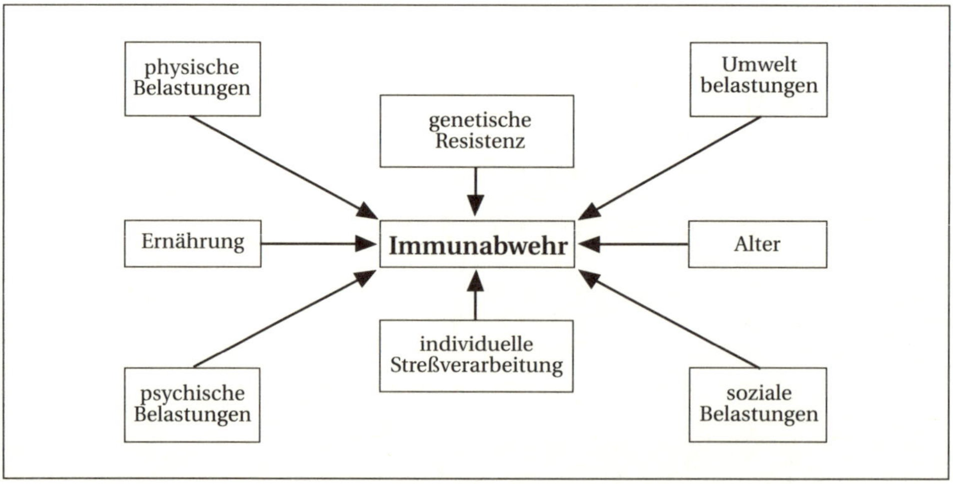

Einflüsse auf die körpereigene Immunabwehr (nach *Lötzerich/Uhlenbruck*).

sie liegen in der Person selbst begründet – und zum anderen **exogene** Faktoren – sie wirken von außen auf den Organismus ein – eine wichtige Rolle spielen.

Die wichtigsten **endogenen** Faktoren:

- □ Angeborene (genetische) Anlagen
  Es zeigt sich immer wieder, daß es einerseits Menschen gibt, die »von Haus aus« eine solide Gesundheit aufweisen, während andere ein Leben lang »kränkeln«; das heißt, ihre Abwehrkraft ist aufgrund ihrer individuellen Konstitution nicht sonderlich entwickelt.
- □ Alter
  Mit zunehmendem Alter nimmt im allgemeinen die individuelle Abwehrkraft ebenso ab wie die allgemeine Fähigkeit zur Anpassung an größere Belastungen oder Veränderungen der Umgebung.
- □ Subjektive Streßverarbeitung
  Alltägliche Belastungen werden subjektiv ganz unterschiedlich empfunden. Was den einen in seiner Leistung noch anspornt, erscheint dem anderen bereits als unerträglicher Streß.

Die wichtigsten **exogenen** Faktoren:

- □ Umwelteinflüsse
  Ob erhöhte Ozon-, Staub-, Lärm- oder Smogbelastung, alle diese Umweltfaktoren können getrennt oder in Kombination miteinander die Abwehrleistung des Körpers verringern und damit langfristig zum Entstehen von Krankheiten führen.
- □ Fehlernährung
  Eine vitaminarme, einseitige oder unterkalorige Ernährung kann dazu beitragen, daß es zu gesundheitlichen Beeinträchtigungen kommt.
- □ Soziale Belastungen
  Familiäre Probleme, Arbeitslosigkeit, Einsamkeit etc. sind ebenfalls in der Lage, die Abwehrkraft zu schwächen.
- □ Individuelle Streßverarbeitung
  Je nach der Konstitution werden die verschiedenen Streßfaktoren unterschiedlich empfunden und verarbeitet. Länger andauernder, »schlechter« Streß (Disstreß) setzt die Abwehrkraft herab.
- □ Psychische Belastungen
  Starke psychische Überlastungen sind beispielsweise der Verlust des Partners oder Existenzängste. Kommt es dabei zu Streßsituationen, die nicht bewältigt werden, dann kann dies die Gesundheit beeinträchtigen. Psychische Überlastungen können sich in vielen psychosomatischen Krankheiten manifestieren.
- □ Physische Belastungen
  Ist die physische Belastung höher als die individuelle Verträglichkeit, dann kann es zu einer Schwächung des Immunsystems kommen. Man kennt die erhöhte Infektanfälligkeit von Leistungssportlern, die nach Verletzungen des Bewegungsapparates die zweithäufigste Ursache für Trainings- und Wettkampfausfälle darstellt. Leichte Infektionen der Atemwege, des Urogenitaltraktes (z.B. Harnwegsinfektionen) oder des Verdauungssystems stehen dabei im Vordergrund.

Mäßige, aber regelmäßige und dem individuellen Trainingszustand angepaßte körperliche Aktivität kann dazu beitragen, die körpereigene Abwehrkraft zu stärken und damit die Resistenz gegen Infekte aller Art zu erhöhen.

Beachten Sie

Wenn mehrere Überlastungsfaktoren in besonders massiver und ausgeprägter Form zusammentreffen, so kann dies die Leistungen unserer Immunabwehr deutlich verschlechtern.

Welche körperlichen Aktivitäten eignen sich zur Steigerung der Abwehrkräfte?

Das ist nicht so einfach zu beantworten. Das Problem sportlicher Aktivität in bezug auf das Immunsystem liegt darin, daß Bewegung und Sport je nach Art der Durchführung zu einer Verbesserung, aber auch Verschlechterung führen können.

Prinzipiell gilt

Jede Art von individueller Überlastung durch sportliche Betätigung schwächt vorübergehend das Immunsystem. Bereits bestehende Infekte, wie z.B. Schnupfen, Husten oder Grippe, werden durch sportliche Zusatzbelastungen nicht behoben, sondern in ihrem Verlauf negativ beeinflußt. Es kann zu einer Verschlechterung bzw. einem Rückfall kommen.

Zur Stärkung des Immunsystems haben sich **Ausdauersportarten** (s. Seite 39 ff.) mit moderaten Intensitäten als besonders geeignet erwiesen. Walking, Jogging, Bergwandern, Schwimmen, Radfahren und Skilanglauf erhöhen die Anzahl und verbessern die Funktion vieler Abwehrzellen – vorausgesetzt, Sie betreiben Ihre Sportart individuell angepaßt, regelmäßig und in einem ausreichenden Umfang.

Dabei kommt es zu **unmittelbaren** und **längerfristigen** Anpassungen und Veränderungen des Abwehrsystems. So wirkt z.B. eine Stunde moderates Radfahren unmittelbar auf die Neutrophilen, eine Teilfraktion der weißen Blutkörperchen: Ihre Fähigkeit, Bakterien zu zersetzen, erhöht sich. Diese Wirkung hält bis zu 6 Stunden nach Belastung an. Regelmäßiges Lauftraining führt längerfristig zu einem dauerhaften Anstieg verschiedener Abwehrzellen. Es kommt zu einer Optimierung der Abwehrmechanismen, sei es durch die Aufräumarbeiten der Makrophagen, durch die Stimulierung der Lymphozyten oder durch eine Steigerung der unmittelbaren Reaktionsfähigkeit von Abwehrzellen, wodurch mögliche Infektionen und Krankheiten verhindert werden können.

Durch körperliche Betätigungen wird auch die **Regulation des Wärmehaushaltes** verbessert. Der sportlich aktive Mensch lernt, durch Schwitzen und Abkühlen auf Temperaturänderungen besser zu reagieren. Er vermeidet dadurch leichter banale Infekte. Wer regelmäßig Sport treibt, ist »abgehärteter« und weniger anfällig für die verschiedenen Erkältungskrankheiten.

Zusammenfassend kann festgestellt werden, daß lustbetonter und moderat betriebener Ausdauersport die psychischen und physischen Abwehrkräfte stärkt. **Eustreß** (guter Streß) heißt die Devise, um vor Infektionen und wahrscheinlich auch vor einer Krebserkrankung zu schützen. Bewegung und Sport erweisen sich als ideales Mittel, um die körperliche und seelische Gesundheit zu verbessern.

Das Gesundheitstelefon

Das Gesundheitstelefon bietet Ihnen rund um die Uhr Rat und Informationen zu verschiedenen Themen.

So wird's gemacht

1. *Wählen Sie zunächst einfach die Basisnummer 0190-212.*

2. *Danach wählen Sie die dreistellige Nummer des Themengebietes, das Sie speziell interessiert (z.B. 050 für Magenbeschwerden).*

3. *Das Gesundheitstelefon meldet sich jetzt mit einem kurzen Einleitungstext und fordert Sie auf, die Ziffer für den von Ihnen gewünschten Beitrag anzugeben.*

   Bitte diese Zahl nicht wählen, sondern sprechen!

   Wenn Sie also bei Magenbeschwerden über das Thema »Sodbrennen« informiert werden möchten, sagen Sie laut und deutlich »Eins«.

Folgende Themengebiete stehen Ihnen zur Verfügung:
(Stand: 15.11.1994; Gebühr: 1,20 DM pro Minute):

020 Altersbeschwerden:

1 Afterjucken
3 Hämorrhoiden
5 Stuhlinkontinenz

021 Allergien:

1 Heuschnupfen
3 Hausstauballergie
5 Nahrungsmittelallergie
7 Tierhaarallergie

023 Atemwegserkrankungen:

1 Akute Bronchitis
3 Chronische Bronchitis
5 Lungenentzündung
7 Asthma

025 Darmerkrankungen:

1 Durchfall
3 Verstopfungen
5 Blähungen
7 Reizdarm
9 Darmentzündungen

026 Diabetes:

1 Jugendlicher Diabetes (Typ I)
3 Altersdiabetes (Typ II)
5 Diabetische Folgeerkrankungen
7 Schwangerschaft

027 Erkältung:

1 Grippaler Infekt
3 Heiserkeit
5 Halsschmerzen
7 Husten
9 Schnupfen

028 Erste Hilfe:

1 Insektenstiche
3 Verbrennungen/Verbrühungen
5 Vergiftungen bei Kindern
7 Blutungen/Wunden

030 Frauenleiden:

1 Die erste Menstruation
3 Menstruationsbeschwerden
5 Die Tage vor den Tagen
7 Ausfluß
9 Frigidität

033 Geschlechtskrankheiten/Aids:

1 Syphilis/Gonorrhö (Tripper)
3 Aids
5 Genitalherpes

034 Gesunde Ernährung:

1 Vollwert-Ernährung
3 Vegetarische Ernährung
5 Diäten
7 Gesundes Abnehmen

035 Harnwegserkrankungen:

1 Blasenschwäche (Inkontinenz)
3 Beckenbodengymnastik

036 Hautkrankheiten I:

1 Furunkel
3 Warzen
5 Lippenbläschen
7 Fußpilz

037 Hautkrankheiten II:

1 Juckreiz
3 Neurodermitis
5 Schuppenflechte
7 Akne
9 Ekzem

038 Herz-Kreislauf-Krankheiten:

1 Arterienverkalkung
3 Herzinfarkt
5 Bluthochdruck (Hypertonie)
7 Schlaganfall
9 Niedriger Blutdruck (Hypotonie)

039 Herz-Kreislauf-Risikofaktoren:

1 Erhöhter Cholesterinspiegel
3 Rauchen, Bluthochdruck, Übergewicht

040 Kinderkrankheiten:

1 Häufige Infekte
3 Mandelentzündung
5 Bauchschmerzen

044 Kopfhauterkrankungen:

1 Kopfschuppen
3 Kopfläuse
5 Haarausfall

045 Kopfschmerzen:

1 Akute Kopfschmerzen
3 Chronische Kopfschmerzen
5 Migräne
7 Gehirnerschütterung

046 Krampfadern:

1 Ursachen/Symptome
3 Verhaltensregeln
5 Stütz- und Kompressionsstrümpfe

047 Krebserkrankungen:

1 Brustkrebs
3 Magenkrebs
5 Hautkrebs
7 Prostatakrebs
9 Lungenkrebs

049 Männerkrankheiten:

1 Prostatavergrößerung
3 Impotenz
5 Hodenerkrankungen

050 Magenbeschwerden:

1 Sodbrennen
3 Nervöser Magen
5 Magengeschwür
7 Magenschleimhautentzündung

051 Munderkrankungen:

1 Mundtrockenheit
3 Mundfäule/Aphthen
5 Mundgeruch
7 Zungenveränderungen

053 Psychische Erkrankungen:

1 Depressionen
3 Magersucht
5 Eß-Brech-Sucht
7 Angstzustände
9 Phobien

054 Reisen und Gesundheit:

1 Reisekrankheit
3 Reisedurchfall
5 Wichtige Impfungen

055 Rheuma:

1 Symptome/Behandlung
3 Gelenkrheuma
5 Muskelrheuma

056 Rückenschmerzen:

1 Ursachen/Vorbeugung
3 Hexenschuß/Ischias
5 Bandscheibenvorfall

057 Schlafstörungen:

1 Ursachen/Vorbeugung
3 Chronische Schlafstörung
5 Schnarchen/Schlafapnoe

058 Schwangerschaft:

1 Vorsorgeuntersuchungen
3 Genetische Beratung
5 Schwangerschaftsbeschwerden
7 Sex in der Schwangerschaft

059 Zahnerkrankungen:

1 Zahnfleischbluten
3 Karies
5 Empfindliche Zähne

Weiterführende Literatur

Wer sich über bestimmte Themen genauer informieren möchte, findet hier eine kleine Auswahl an empfohlener Literatur:

Bewegungsmangel

Rusch, H./Weineck, J.: Sportförderunterricht. Hofmann Verlag, Schorndorf 1993

Weineck, J.: Optimales Training. perimed-spitta, Balingen 1994

Weineck, J.: Sportbiologie. perimed-spitta, Balingen 1994

Bluthochdruck

Franz, I.-W.: Hypertonie und Sport. In: Arterielle Hypertonie, Seite 851–866. Rosenthal, J. (Hrsg.). Springer, Berlin – Heidelberg – New York 1986

Hoffmann, G.: Sport und Hypertonie. Deutsche Zeitschrift für Sportmedizin 4 (1993), 153–166

Jacob, S.: Die Bedeutung eines Ausdauertrainings in der Behandlung der Hypertonie. Geriatrie und Rehabilitation (1989), 79–89

Puhl, W./Wiciok, J.: Bluthochdruck. Midena Verlag, Augsburg 1996

Erhöhte Blutfettwerte

Berg, A. et al.: Einfluß und Wirkungsweise der körperlichen Aktivität auf den Lipid- und Lipoproteinstoffwechsel. Deutsche Zeitschrift für Sportmedizin 5 (1991), 224–231

Übergewicht

Bös, K.: Handbuch für Walking. Meyer & Meyer, Aachen 1994

Rost, R.: Sport und Gesundheit. Springer, Berlin – Heidelberg – New York 1994

Diabetes mellitus

Behrmann, R./Weineck, J.: Diabetes und Sport. perimed-spitta, Balingen 1992

Koch-Heintzeler, D./Puhl, W.: Diabetes. Midena Verlag, Augsburg 1996

Gicht

Heyden, S.: Diabetes mellitus, Hypercholesterinämie, Hyperurikämie, Übergewicht. In: Risikofaktoren für das Herz, Bd. 2. Boehringer, Mannheim 1975

Weineck, J.: Sportbiologie. perimed-spitta, Balingen 1994

Streß

Vester, F.: Phänomen Streß. Deutsche Verlagsgesellschaft, Stuttgart 1976

Osteoporose

Pesch, H.-J.: Der Altersknochen als Paradigma für die Individualität des Alterns. Zeitschrift für Gerontologie 1 (1990), 128–129

Platen, P.: Mobilität, Fitness und Osteoporoseentstehung. Deutsche Zeitschrift für Sportmedizin, Sonderheft (1995), 48–56

Ringe, J.D.: Osteoporoseprävention durch Gymnastik im höheren Lebensalter. Zeitschrift für Geriatrie 1 (1988), 86–90

Ringe, J.D.: Altersosteoporose – Prophylaxe und Therapie. Zeitschrift für Gerontologie (1993), 34–38

Schmid, A./Wenzel, A./Kolman, J.: Osteoporose. Midena Verlag, Augsburg 1996

Weineck, J.: Optimales Training. perimed-spitta, Balingen 1994

Weineck, J.: Sportanatomie. perimed-spitta, Balingen 1995

Weineck, J.: Sportbiologie. perimed-spitta, Balingen 1994

Arthrose

Opfermann Arzneimittel (Hrsg.): Arthrose und Sport. Anregungen für empfehlenswerte Sportarten bei Arthrose.

Weineck, J.: Optimales Training. perimed-spitta, Balingen 1994

Weineck, J.: Sportanatomie. perimed-spitta, Balingen 1995

Weineck, J.: Sportbiologie. perimed-spitta, Balingen 1994

Venenleiden

Diehm, C.: Venenleiden: Geschäft oder Krankheit. Herz & Gefäße 12 (1992), 541

Edelmann, P./Leiendecker, U.: Venenleiden. Midena Verlag, Augsburg 1996

Schultz-Ehrenburg, V.: Volkskrankheit Krampfadern – Mit der Pubertät geht es los. Medical Tribune 11 (1993), 6

Niedriger Blutdruck

Hörtnagel, H.: Gezieltes Training bei Hyper- und Hypotonie. Periskop 12 (1988), 8

Rost, R.: Sport und Gesundheit. Springer, Berlin – Heidelberg – New York 1994

Depressionen

Bartmann, U.: Laufen und Joggen ... und seine positiven Auswirkungen auf die Psyche. Enke, Stuttgart 1991

Friebel, V./Puhl, W.: Depressionen. Midena Verlag, Augsburg 1996

Roots, K.: Depressionen im Alter. Periskop 8 (1992), 14–15

Schlafstörungen

Kaiser, H.: Schlafstörungen im Alter. Zeitschrift für Gerontologie 1 (1990), 128–129

Löw, H.: 12 Schritte zum gesunden Schlaf. Midena Verlag, Augsburg 1996

Volk, S. et al.: Untersuchungen zum Schlaf- und Wachverhalten Hochbetagter. Zeitschrift für Gerontologie 4 (1991), 203–210

Störungen des Immunsystems

Liesen, H. et al.: Zelluläre Immunität bei Hochleistungssportlern. Deutsche Zeitschrift für Sportmedizin (1989), 4–14

Lötzerich, H./Uhlenbruck, G.: Sport und Immunologie. In: Sportmedizinische Forschung. Weiß, M./Rieder, H. (Hrsg.). Springer, Berlin – Heidelberg – New York 1991

Peter, H.H.: Immunsystem und Infektanfälligkeit. Deutsche Zeitschrift für Sportmedizin, 11 (1986), 348–355

Sachregister